Fit mit Philipp

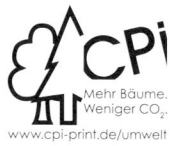

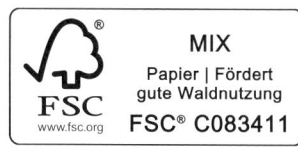

Philipp Jelinek:
Fit mit Philipp

Alle Rechte vorbehalten
2022 © edition a, Wien
www.edition-a.at

Redaktion und Lektorat: Sophia Volpini
Cover und Gestaltung: Bastian Welzer
Fotos: Lukas Beck/Shutterstock/Privat
Coverfoto: Lukas Beck

Gesetzt in der Arial
Gedruckt in Deutschland

1 2 3 4 5 — 25 24 23 22

ISBN 978-3-99001-616-9

PHILIPP JELINEK

Fit mit Philipp

Einfache Übungen,
die dein Wohlbefinden
verbessern

edition a

INHALT

Wie alles anfing — 11

WARM UP — 39

Ein Leben ohne Bewegung kann ich mir nicht vorstellen — 47

Wage den Absprung — 57

Halte dir deine Ziele vor Augen — 67

KRÄFTIGUNG — 75

Kenne deine Schwächen — 83

Warum fällt es dir so schwer, dich zu motivieren? — 101

STABILISATION — 105

Sei ein Motivator — 115

MOBILITÄT UND BEWEGLICHKEIT 121

Das Problem mit der Bequemlichkeit 129

Hauptsache Bewegung 141

KOORDINATION 147

Niemand ist perfekt 153

DEHNEN UND ENTSPANNEN 159

Lade deine Akkus auf 165

Glücklich sein 173

VORWORT

Als die Reise am 30. März 2020 begann, wusste keiner, wohin sie geht und wie lange sie dauern würde.

Nach 29 Monaten turnen wir immer noch. Die Freude der Menschen ist ungebrochen. Fast jeden Tag erzählen sie mir, wie gut es ihnen tut und welche Erfolge sie damit erzielt haben.

Zum Beispiel waren in Gmunden, wo ich gerade die letzten Zeilen für das Buch schreibe, das du in Händen hältst, am Tag davor 146.000 via TV mit dabei!

Wir sind die größte Bewegungsgruppe des Landes und nicht nur das, auch international wird bei uns mitgeturnt. Von den Bahamas bis nach Schweden und natürlich vermehrt bei unseren Nachbarn in Deutschland und der Schweiz.

Ich bin dankbar, diesen für mich schönsten Job der Welt machen zu dürfen, Menschen etwas Gutes zu tun, ihnen Freude zu bereiten und ein Lächeln ins Gesicht zaubern, und das alles mit Bewegung. Die täglichen im Schnitt 17 Minuten für deine Gesundheit, deinen Körper und dein mentales Wohlbefinden solltest du regelmäßig investieren. Denn von dieser Investition profitierst du zu hundert Prozent!

Dankbarkeit ist für mich extrem wichtig, denn nichts ist selbstverständlich. Deshalb an dieser Stelle ein herzliches Dankeschön an euch. Ihr macht das Projekt zu dem was es ist. Und danke an alle, die mich seit Beginn dieser Reise unterstützen, an Alexander Hofer, der mir im ORF 2 eine Chance gab, an Christian Hillinger und das ganze *Guten Morgen Österreich*-Team, an *IP Media* und natürlich an »den Schmali«, meinen Jugendfreund und Sporttherapeut Thomas Schmal, der von Beginn an immer ein Auge auf die Sendung geworfen hat. An Elke Ehrentraut, Physiotherapeutin und Triathlon-Kollegin. An Susi, mit der ich seit über dreißig Jahren befreundet bin und die alles im Hintergrund checkt. Und natürlich braucht es auch eine Partnerin, die hinter dir steht und die diese Reise gemeinsam mit dir macht. Danke, meine Schnuckimaus.

Wie gehts weiter?

Ziele und Zielsetzung braucht es immer wieder im Leben, wenn du auf etwas hinarbeitest. Deshalb setzt euch welche, zum Beispiel beweglicher zu werden, abzunehmen, mehr Bewegung zu machen und so weiter. Das hilft euch auf dem Weg dorthin!

Ich habe meine Visionen schon vor mir: dass alle Schulkinder in ganz Österreich täglich bei uns mitturnen, und dass die Menschen selbstständig mobil altern.

Damit legen wir die Basis, das Fundament, auf dem wir aufbauen können und unser Gesundheitssystem mittel- bis langfristig entlasten.

Den ersten Rekord haben wir: die größte Turnstunde des Landes. Nächstes Jahr werden wir das Ganze steigern und mein großer Traum ist es, dass wir uns den Weltrekord holen. Dazu bräuchte es um die 100.000 Menschen, das ist ziemlich viel, sollte jedoch bei einem Schnitt von etwa 180.000 Fernsehturnern täglich möglich sein.

Ach ja, eines noch. Man kann es nicht jeder und jedem recht machen und das will ich auch gar nicht.

Was ich euch jedoch garantieren kann: Bei mir bekommt ihr hundert Prozent Philipp, vor und hinter der Kamera.

Viel Spaß beim Lesen und Bewegen!

Und wie immer:

Trinken, trinken, trinken, die Zelle, die muss schwimmen.

Euer Philipp

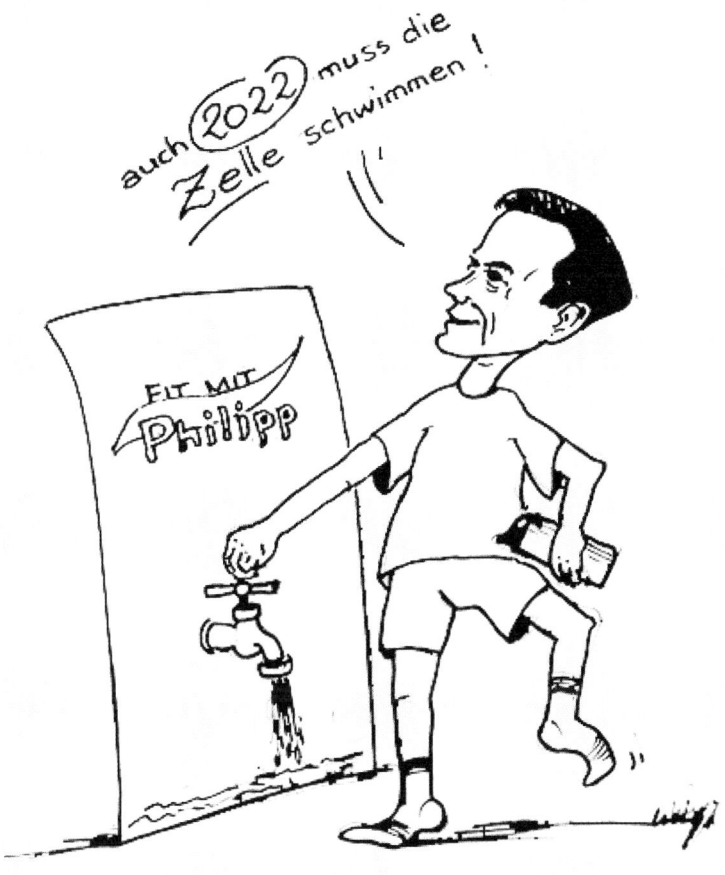

Die Karrikaturen im Buch stammen von Luigi. Er ist Zuseher, Mitturner, ehemaliger Bankdirektor und treuer Fan.

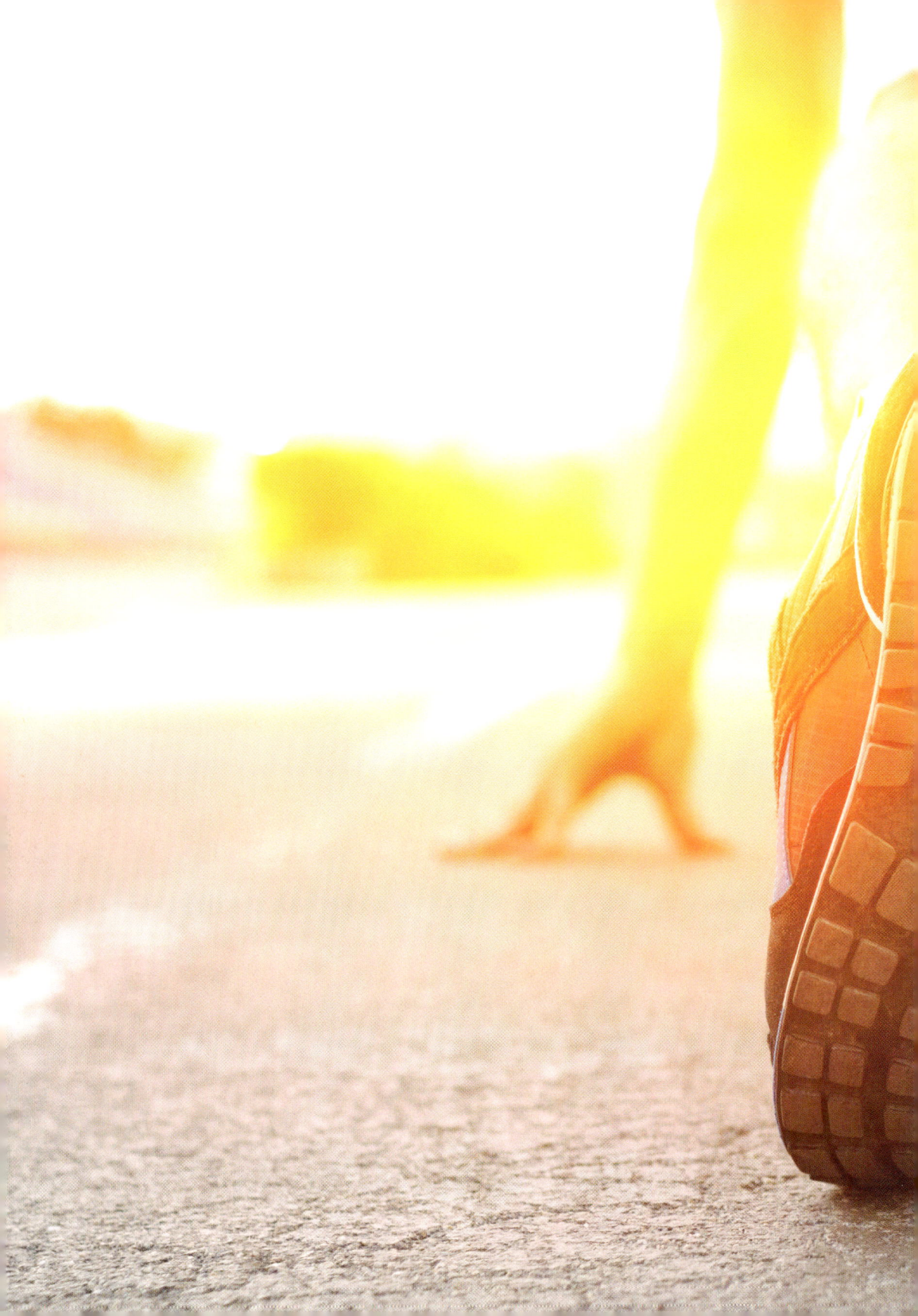

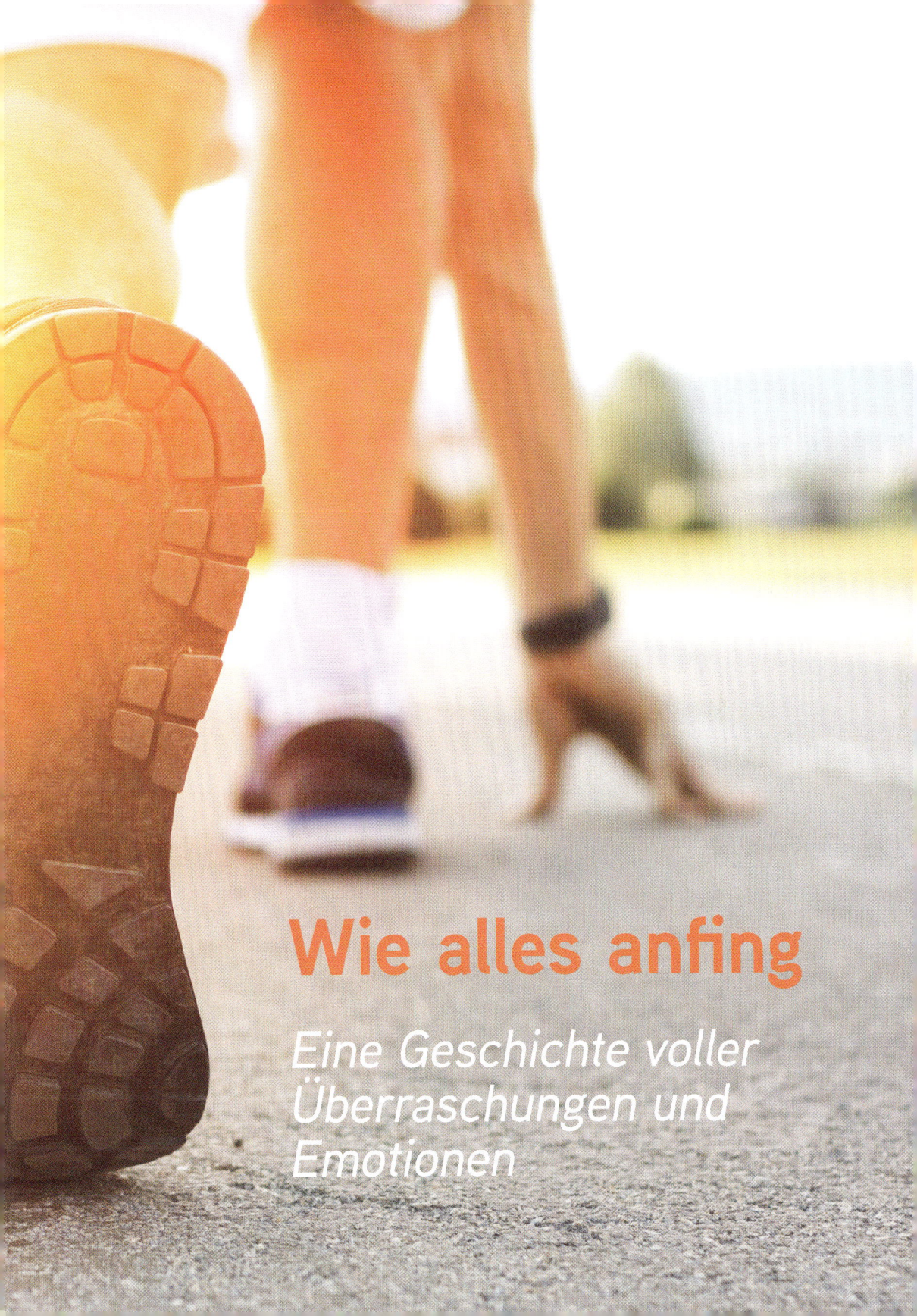

Wie alles anfing

Eine Geschichte voller Überraschungen und Emotionen

20. März 2020. Es ist vier Uhr nachmittags und ich telefoniere mit meiner lieben Freundin Petra. Wir sprechen über den Lockdown und ich sage ihr, dass es wichtig wäre, Menschen zu bewegen. Sie ist der gleichen Meinung und meint: »Mach!« Ich überlege, wie ich es am besten angehen könnte. Wie überzeuge ich meinen Channel Manager beim ORF, Alexander Hofer? Während ich noch überlege, beginne ich schon, ihm unter dem Betreff »Situationsbedingte Sendungsidee« eine E-Mail zu schreiben:

Lieber Xandl,

zunächst hoffe ich, du bist fit und auch deiner Familie geht es gut! Jetzt kommen wir gleich zum Thema Gesundheit! Alle älteren Menschen sollen zu Hause bleiben, was aber wiederum heißt, sie machen keine Bewegung. Die Muskulatur baut ab, die Fitness wird schlechter und auch das Immunsystem leidet. Dazu kommen Langeweile, Frustration und Depression! Wie können wir all diesen Menschen und auch den jüngeren, die nicht so fit sind, helfen? In den sozialen Medien gibt es zwar viele Videos, aber nicht für unsere Zielgruppe!
Da wären wir die Ersten!
Wir präsentieren ein spezielles Training für Menschen in der zweiten Lebenshälfte, Übungen, die jeder (ohne zusätzliche Geräte) zu Hause machen kann! Und leisten unseren Beitrag für die Gesundheit unserer Seherinnen und Seher!

Umsetzung: Dreh bei mir daheim via iPhone. Jede Woche gibt es einen neuen Zehn-Minuten-Block, den wir drei Mal die Woche spielen. Regelmäßigkeit ist das Zauberwort!

Was sagst?

Liebe Grüße
Philipp

Wenige Minuten danach kam völlig überraschend diese Antwort:

Ich sag, super!

Irgendwie von den Socken, ungläubig, lese ich diese E-Mail und denke mir: Wahnsinn. Im selben Moment stelle ich mir die Frage, was ich jetzt eigentlich tun soll. Es gibt kein Konzept und ich weiß, ich habe nur eine Chance, zu überzeugen. Es ist wie bei einem Restaurant. Bist du beim ersten Besuch zufrieden, kommst du wieder, wenn nicht dann nicht.

Zunächst gibt es die Überlegung, von zu Hause aus via Livestream zu senden. Jedoch ist einer der *Guten Morgen Österreich*-Regisseure, Axel Hoffmann, nach einem Testlauf nicht von der Variante überzeugt und äußert in einem Mail an den Sendeverantwortlichen Christian Hillinger seine Bedenken. Hier ein kurzer Auszug:

> *Ich verstehe den Gedanken, aus dem Wohnzimmer in die Wohnzimmer zu senden. Ich finde auch die Idee gut, dass sich die Zuschauer sportlich betätigen können. Sollte der Plan noch immer sein, den Teil nach der 9er-ZIB vollständig damit zu füllen, würde ich als Regisseur aber ganz klar davon abraten, es auf diesem Wege umzusetzen, weil es sehr viele Probleme gibt, die man allesamt lösen könnte, wenn es doch in unserem Studio passieren würde.*

Daraufhin gab es am Freitag, dem 27. März, eine Stellprobe und am Montag, dem 30. März, am vierten Geburtstag von *Guten Morgen Österreich*, geht *Fit mit Philipp* zum ersten Mal in dieser Form live auf Sendung.

Als Rubrik von *Guten Morgen Österreich* gab es *Fit mit Philipp* schon seit März 2018.

Damals war es der Sendungsverantwortliche Roland Brunhofer, der mir die Chance gab. Geplant war, diverse Sportarten auszuprobieren, von Skifahren über Inlineskaten bis Baseball. Ende Oktober 2019 stand dann das Vienna City Marathon-Projekt am Plan. Die Idee war, 15 Kandidatinnen und Kandidaten gemeinsam mit Lauftrainer Wilhelm Lilge und Sporttherapeut Mario Mostböck vorzubereiten. Ich sollte gemeinsam mit ihnen die 42,195 Kilometer laufen, sie motivieren, unterstützen und nebenbei auch noch live kommentieren.

In den Wochen vor dem Event zeigten wir jeden Freitag in *Fit mit Philipp* die Fortschritte und die Trainingsschwerpunkte. Die Stimmung war gut und alle freuten sich auf den Lauf. Doch mit Corona und der Absage des Marathons gab es auch unser Projekt nicht mehr.

Nicht nur ich, auch einige der Kandidatinnen und Kandidaten waren enttäuscht. Ich kenne das aus verschiedenen Situationen meines Lebens. Kurz bevor es losgeht, ist es plötzlich vorbei. Mich hat diese Erfahrung aber immer auch stärker gemacht. Es hat mir geholfen, weiter an der betreffenden Sache dranzubleiben, nicht aufzugeben. In diesem Fall war es jetzt so weit und ich war nervös.

Vor der Sendung traf ich Channel Manager Alexander Hofer, der an diesem Tag zu Gast in *Guten Morgen Österreich* war. Ich plauderte kurz mit ihm. »Danke für dein Vertrauen«, sagte ich. Schließlich wusste keiner, wo die Reise hinging. Jetzt gab es kein Zurück mehr. Drei, zwei, eins…

Es lief ganz gut. Das Feedback war in Ordnung, nicht nur intern. Der ORF-Kundendienst bekam positive E-Mails und in den sozialen Medien gefiel die Sendung auch.

»Tadellos«, kommentierte mein Jugendfreund und zeitweiliger Wegbegleiter Thomas Schmal, ein Sporttherapeut. Ich rief ihn an und wir plauderten darüber, wie wichtig dieses Projekt war. Nicht nur für Ältere, sondern vor allem auch für Kinder. Seit Ende der 1980er-Jahre redeten wir schon darüber, wie wichtig eine »tägliche Turnstunde« wäre. »Wenn du Fragen hast, kannst du dich immer an mich wenden«, bot er mir an. Ich antwortete, dass ich das sowieso vorgehabt hatte.

Ab der vierten Sendung besprachen wir siebzig Wochen lang jeweils am Vorabend das Programm für den nächsten Morgen. Nach der Sendung führten wir immer ein kurzes Feedback-Gespräch, denn Qualität ist uns ganz wichtig. Thomas schaut nach wie vor die Sendung. Sollte ihm etwas auffallen, würde er es mir sagen.

So war er auch bei der Sommertour 2022 am Wiener Heldenplatz zu Gast, wo er eine Auge auf unsere Turnerinnen und Turner vor Ort geworfen hat und sie wenn notwendig bei den Übungen korrigierte, was so via TV nicht möglich ist.

Auch schon seit Beginn mit dabei ist meine ehemalige Triathlon-Kollegin, die Physiotherapeutin Elke Ehrentraut. Ihre Mutter und viele ihrer Patientinnen und Patienten turnen täglich bei mir mit. Elke wirft allein schon deshalb ein Auge auf die Sendung. Aber der Reihe nach.

Nach zwei Wochen rief mich mein Chef Christian Hillinger an: »Hallo, Philipp! Du, wir haben gesagt, wir turnen nur ein bisserl, wir haben nicht gesagt, dass es ein Erfolg werden soll…«

DIE GROSSE TOUR

Während die Turneinheit zunächst nur für die Zeit des Lockdowns gedacht war, fiel bald die Entscheidung, dass *Fit mit Philipp* gemeinsam mit *Guten Morgen Österreich* auf Sommertour durch Österreich gehen sollte. Der Start dafür fand im Juni im Wiener Schloss Schönbrunn, oben bei der Gloriette statt.

Schon am ersten Tag kamen ein paar Leute vorbei, um mitzuturnen, am zweiten noch mehr und am Ende der Woche waren es dann zirka achtzig. Jedoch durften wir aufgrund der Coronasituation dann keine Mitturner mehr zeigen, aber sie kamen trotzdem.

Einige davon wie Maximilian, ein junger Mann, der mit Einschränkung im Rollstuhl sitzt, sind nach wie vor dabei und kamen auch auf die Wiener Donauinsel.

Im Juli gings dann richtig los. Jede Woche waren wir in einem anderen Bundesland und immer wieder an anderen Orten. Egal wo wir waren, es kamen immer ein paar vorbei, die seitlich neben dem Set mitturnten. Ich lernte viele Menschen kennen und plauderte mit ihnen. Sie erzählten mir, wie gut ihnen unsere »Turnstunde« tat und dass sie hofften, wir würden auch nach Corona weiterturnen. Worauf ich ihnen antwortete: »Wie lange wir turnen, hängt ganz von euch ab. Denn Fernsehen wird an der Quote gemessen und solange die passt, turnen wir.«

Im steirischen Mürzzuschlag rief Erika Schlögl, die dort zu Hause ist, eine Petition für *Fit mit Philipp* ins Leben. Sie sammelte Unterschriften, damit die Sendung bestehen bleibt. Wir sind immer noch in Kontakt, schreiben uns und ab und zu telefonieren wir.

Ich genoss es, auf Tour zu sein und war dankbar und stolz, in so einem schönen Land zu leben. Die Berge, die Seen, einfach herrlich. Mein Rennrad, die Laufschuhe und Schwimmsachen hatte ich immer mit dabei, um in meiner Freizeit jede Minute für sportliche Betätigungen zu nutzen.

Ich brauche das. Für mich gibt es nichts Schlimmeres, als acht Stunden in einem Büro zu sitzen. Ich weiß es, denn diese Erfahrung habe ich gemacht. Zu Beginn meiner Zeit beim ORF war ich für die Sportabteilung im Bereich Social Media tätig. Ein Horror. Nicht nur, weil ich etwas machte, was mir keine Freude bereitete. Ich hatte ständig Nacken- und Rückenschmerzen, Verspannungen vom Feinsten. Ohne Masseur ging gar nichts und zusätzlich nahm ich noch einige Kilos zu.

Das mit dem Gewicht, muss ich zugeben, ist bei mir überhaupt so eine Sache. Es gibt immer wieder Phasen, da mache ich sportlich weniger und esse mehr, denn ich liebe Essen, und wenn ich mich dann auf die Waage stelle, denk ich mir: »I bin so blad, das gibt's ja nicht…«

Okay, zum Glück habe ich breite Schultern und einen überdurchschnittlichen Brustkorb, damit lässt sich einiges kaschieren, aber wenn die Hosen zu eng sind und du deine Pullover nicht mehr anziehen kannst, weil du darin ausschaust wie eine abgebundene Knackwurst, dann wirds Zeit.

Es gibt aber auch das andere Extrem, wo ich richtig gut in Form bin, zehn Kilo leichter und voll im Training, sprich im Saft. Fazit:

Auch bei mir gibt es die eine oder andere Gewichtsschwankung, aber Bewegung ist immer Teil meines Lebens.

Wir waren in unserer Salzburg-Woche gerade in Zell am See unterwegs, da bekam ich einen Anruf von Karin Wögerer aus der ORF-Pressestelle. Die *Oberösterreichischen Nachrichten* wollten einen Artikel über *Fit mit Philipp* schreiben und dazu ein Interview mit mir führen.

Wow, dachte ich mir und war neugierig auf das Gespräch mit der Redakteurin, Barbara Rohrhofer, das dann sehr entspannt verlief. Ihr Artikel erschien am 4. August. »Ich bin die Ilse Buck der Corona-Zeit«, lautete die Überschrift. Da kommen dann schon Emotionen hoch. Du bist ein bisserl stolz auf dich.

Und für alle, die nicht wissen, wer Ilse Buck war: Die Gymnastiklehrerin, Radiomoderatorin bei Ö3, Ö2 (früher Ö regional) und Ö1 präsentierte von 1965 bis 1998, also 33 Jahre lang, jeden Morgen ihre Sendung *Fit mach mit* beziehungsweise *Morgengymnastik mit Ilse Buck*.

Apropos Emotionen: Die machen sich beim Lesen der Nachrichten und Briefe meiner Mitturner und Mitturnerinnen bei mir immer wieder breit. Sie erzählen mir ihre Geschichten, die mich oftmals berühren. Das motiviert mich einerseits, aber dieses viele Positive kann mich manchmal auch erdrücken. Auch damit musst du erst einmal umzugehen lernen. Ich kann aber sagen, ich habe einfach den besten Job der Welt, wofür ich sehr dankbar bin, denn was gibt es Schöneres, als Menschen etwas Gutes zu tun und ihnen ein Lächeln ins Gesicht zu zaubern.

Das Schöne an meinem Job ist, dass die Menschen immer positiv auf mich zukommen. Entweder weil sie selbst mitturnen und es ihnen gut tut, oder weil irgendjemand aus der Familie, Mama, Papa, Oma, Opa, Onkel oder Tante dabei sind.

WARUM FUNKTIONIERT ES?

Ich frage mich ab und zu selbst, was es ist, warum es funktioniert. Ich glaube, das Geheimnis ist ganz simpel. Ich bin einfach so wie ich bin, ein Floridsdorfer Bua, auf Augenhöhe mit meinen Mitturnerinnen und Mitturnern.

Außerdem ist *Fit mit Philipp* mehr als eine Bewegungseinheit. Das gemeinsame Bewegen fördert auch die soziale Komponente. Eltern turnen mit ihren Kindern oder Oma und Opa mit ihren Enkelkindern und sie haben alle Spaß dabei.

Dass wir live senden, macht ebenfalls etwas aus. Denn so haben wir einen Termin miteinander.

Der Erfolg liegt wohl auch an der Einfachheit der Übungen. Egal wie fit, alt oder sportlich jemand ist, jeder macht sie so gut er kann, in seiner Intensität und Bewegungsgröße. Zurzeit sind es etwa 115 Übungen, die ich jede Woche neu zusammensetze. Daraus ergibt sich, dass keine Übung zwei Mal in einer Woche kommt, sich die Übungen aber dennoch laufend wiederholen.

Es braucht regelmäßige Wiederholung, um besser zu werden. Nur so stellt sich langfristig gesehen persönlicher Erfolg ein.

Es gibt einen klaren Anspruch. Wir alle wollen fit und gesund älter werden und schließlich so lange wie möglich ohne fremde Hilfe mobil bleiben. Auch Spitzensportler trainieren immer und immer wieder die gleichen Bewegungsabläufe. Der legendäre Boxer Mike Tyson zum Beispiel sagte einmal, es wäre ihm erst später klar geworden, warum er diverse Kombinationen tausende Male wiederholt hat. Der österreichische Tennisprofi Dominic Thiem, hat mir der Schmali einmal erzählt, hat zwei Stunden lang Vorhand cross geschlagen.

Also, dran bleiben!

Natürlich gibt es auch Tage, an denen der innere Schweinehund sein Unwesen treiben will, nicht nur bei euch, auch bei mir. Sei es das Wetter oder einfach mangelnde Lust, Ausreden gibt es immer mehr als genug. Nur hat der innere Schweinehund bei uns keine Chance.

Wir nehmen den inneren Schweinehund einfach mit auf die Turnmatte und packen ihn mit Schmäh.

Okay, ganz so einfach ist es auch wieder nicht, aber haben wir uns einmal aufgerafft und unsere gemeinsame Bewegungseinheit absolviert, ist das Gefühl danach ein herrliches. Denn durch die Bewegung werden die Glückshormone Dopamin und Seratonin ausgeschüttet. Wenn der Schweinehund sich wieder einmal bemerkbar macht, dann denkt an das Gefühl danach, wie gut euch Bewegung tut. Holt euch dieses positive Gefühl ins Bewusstsein, das hilft und motiviert.

WENN DEINE ZEIT GEKOMMEN IST

Selbstzweifel. Auch die kommen bei mir immer wieder. Auch wenn ich durch ein regelmäßiges Arbeiten an mir gelernt habe, diese Hoch-Tiefkurven, dieses Wellental, das es in meinem Leben immer gab, um einiges abzuflachen und mehr an mich zu glauben, die Dinge einfach laufen zu lassen, ertappe ich mich doch manchmal dabei, wie ich alles hinterfrage.

Andererseits hatte ich seit dieser Sommertour einen neuen Traum. Ich wollte gemeinsam mit hunderttausend Menschen in Schönbrunn, auf der Donauinsel, im Ernst-Happel-Stadion oder sonst irgendwo live turnen. Heute kann ich es kaum glauben, dass dieser Traum sich verwirklicht hat. Es wurde die Donauinsel. Ich konnte meinem Publikum von einer Bühne vorturnen, auf der sonst die Popstars ihre Songs spielen.

Es waren zwar leider keine hunderttausend Mitturner, das Wetter hat uns einen Strich durch die Rechnung gemacht, denn bis kurz vor Beginn regnete es. Jedoch war selbst der Wiener Bürgermeister Michael Ludwig, auch ein Floridsdorfer, hautnah dabei, um mir eine Urkunde vom Rekord-Institut Österreich für die größte Turnstunde des Landes zu überreichen. Die Atmosphäre der Donauinsel gemeinsam mit den motivierten Mitturnern hat mich umgehaut. Aber es war nicht immer klar, dass die Dinge sich so positiv entwickeln würden.

Die Sommertour lief Ende September aus und das liebe Virus zwang uns zurück nach Wien. Nun musste die Entscheidung fallen, wie es mit *Fit mit Philipp* weiterging. Ich erfuhr, dass wir bis Ende des Jahres weiterturnen würden. Meine Freude war groß, denn es machte weiterhin Spaß und ich liebte es einfach, live aufzutreten. Außerdem konnte ich zwei Dinge miteinander kombinieren, die ich schon ewig machte: Sport und Moderation. Das ist mein Leben.

»Wonns laft, donn laft's!«, hat der legendäre österreichische Skirennläufer Rudi Nierlich einmal gesagt, und so ist es. Du kannst alles geben, um deinen Traum und dein Ziel zu erreichen, versuchen, Menschen von deinem Können zu überzeugen, du kannst sogar kurz vor dem Durchbruch stehen oder der Beste der Welt sein. Wenn es nicht sein soll, dann soll es nicht sein, dann heißt es wie bei *Mensch ärgere Dich nicht* immer wieder: zurück zum Start. Aber wenn deine Zeit gekommen ist, dann greifen die Zahnräder ineinander. Dann läuft es wie geschmiert und du reitest auf der Welle des Erfolges. Ein unpackbares Gefühl, und so ging auch mein Ritt weiter.

Christian Hillinger, der Sendungsverantwortliche von *Guten Morgen Österreich*, rief mich an und sagte, *Fit mit Philipp* würde eine eigene Sendung werden. Ich war sprachlos. Es drückte mir die Tränen aus den Augen und ich schluchzte »Danke« ins Telefon. Ich glaube, Christian war in diesem Moment von meiner Reaktion leicht überfordert. »Bitte, Philipp«, sagte er.

Ein Traum wurde wahr. Meine eigene Sendung im ORF.

ECHTES LEBEN

Ich werde oft gefragt, was ich sonst so den ganzen Tag mache. Die Sendung dauert im Schnitt ja nur 17 Minuten und 30 Sekunden. Was natürlich auf den ersten Blick so stimmt. Nur bist du *Fit mit Philipp* 24 Stunden am Tag, 7 Tage die Woche, 365 Tage im Jahr. Das ist keine Rolle, die ich spiele. Das bin ich, mit allem, was mich ausmacht und mit meiner Lebenseinstellung. Das spüren die Menschen.

Sie kommen auf mich zu, sie nicken, zwinkern oder zeigen mit dem Daumen nach oben, wie ich es gerne tue, fast immer mit einem Lächeln. Sie sprechen mich an oder ich sie. Wir tauschen uns aus, plaudern und ich sage allen Danke. »Danke fürs Mitmachen«, sage ich, »denn durch euch ist es ein Erfolg geworden. Wir alle sind *Fit mit Philipp*, die größte Bewegungsgruppe und Gesundheitsbewegung Österreichs.«

Das stimmt auch genau so. Vom Kleinkind bis zum 105-Jährigen, von der Putzfrau bis zur Frau Doktor und vom Hackler bis zum Akademiker, alle turnen sie mit. Auch die frühere Politikerin Dr. Hilde Hawlicek ist dabei. Ende der 1980er-Jahre setzte sie sich als Bundesministerin für Unterricht, Kunst und Sport für die tägliche Turnstunde in Österreich ein. Ich bin stolz darauf.

BEWEGTE KINDER

Bei unseren Telefonaten sprachen der Schmali (mein bereits erwähnter Freund und Berater Thomas Schmal) und ich auch immer wieder über das Thema Kinder und Bewegung, und darüber, dass es fünf vor zwölf ist. Es muss endlich etwas passieren.

Mittlerweile sind österreichweit schon einige Schulen mit dabei. Den Anfang machte die Wiener Mittelschule Leopoldau. Meine langjährige Freundin Silvia, Sportlerin und Lehrerin, gab ihrer Klasse schon im ersten Lockdown die Aufgabe, bei mir mitzuturnen und Fotos davon zu schicken, die ich dann in der Sendung zeigte.

Damals war es die 1B. Die Klasse war auch beim Turnen in Schönbrunn bei der Gloriette dabei, beim Start der damaligen Bundesländertour von *Guten Morgen Österreich*. Mittlerweile ist es die 4B und die Kinder turnen noch immer mit mir. Auch darauf bin ich stolz.

Im Herbst nach dieser Bundesländertour bekam ich eine E-Mail von der *Servicestelle Wintersportwochen* (WISPOWO), die zum Sportministerium und zur *Sport Austria*, der Interessenvertretung und Serviceorganisation des organisierten Sports gehört. Der Grund dafür war, dass sie in der AHS und der HTL Wien West die Sendung *Fit mit Philipp* ausprobiert und die Schüler es sehr gut angenommen hatten. Nun ging es um die Möglichkeit einer Kooperation. Wir trafen uns und ich sagte ganz klar, dass es bei einer solchen Zusammenarbeit nur ein Ziel geben könne: Alle Schulen in ganz Österreich turnen täglich um 9.10 Uhr mit mir! »Davon lasse ich mich nicht abbringen«, sagte ich. »Wir haben keine Zeit mehr zu reden, wir müssen ins Tun kommen.«

Warum war ich so strikt? Weil es erschreckend zu sehen ist, wie unbeweglich Kinder sind. Arm-Bein-Koordination ist für viele ein Ding der Unmöglichkeit. Einfache Übungen, wie auf einem Bein zu stehen, ist für viel zu viele schon eine richtige Herausforderung, geschweige denn einen Purzelbaum zu können und da spreche ich von der Masse.

WAHR WERDENDE TRÄUME

Um einen Traum oder ein Ziel wahr werden zu lassen, braucht es Ausdauer, Geduld, dieses »Ich-bleibe-dran« und auch das nötige Glück. Bei uns im ORF gibt es die sogenannte Ahnengalerie, mit Fotos von allen Moderatorinnen und Moderatoren. Als ich einmal daran vorbeiging, zwei Jahre vor der Pandemie und der Idee von *Fit mit Philipp*, sagte ich zu mir selbst: Hier wird auch irgendwann einmal ein Foto von mir hängen.

Vor noch längerer Zeit sagte ich meinen Freunden, ich würde irgendwann einmal eine Romy kriegen. Das ist die österreichische Auszeichnung für Leistungen in den Bereichen Fernsehen und Film, vergeben jährlich bei der »Romy-Gala« der Tageszeitung *Kurier*.

Oftmals wirst du belächelt, wenn du über deine Ziele sprichst, und bei mir gab es besonders viel zu lächeln. Denn ich hatte noch einige Ziele mehr. Ich wollte eine eigene Sendung, einen Wikipedia-Eintrag und eine Titelseite auf einer der bekannten Tageszeitungen.

Meine eigene Sendung startete am 11. Jänner 2021. Wenn du so wie ich jetzt gerade zwischendurch innehältst und zurückblickst, wird dir erst klar, was da alles passiert ist. Wir, also der Schmali und ich, plaudern bei unseren Telefonaten oft darüber, wo sie hingeht, die Reise. Was wohl noch kommen wird. Denn mittlerweile habe ich ihm schon ein paar Mal gesagt, jetzt ginge es wirklich los, und dann kam die nächste Steigerung.

Am Dienstag, dem 23. Februar 2021, kam ich gerade vom *Mountainbiker*, einem Radgeschäft, in dem ich selbst einmal gearbeitet hatte. Die Jungs im Shop, Ohu, Magic, Arthur, Thomas, Fischmann, Karli und auch der Chef des Hauses, da Rösi, hatten sich mit mir über meinen Erfolg gefreut. Sie nennen mich Action. Das ist mein Spitzname seit meiner Zeit bei Radio Energy Ende der 1990er-Jahre, wo damals mein Einstieg in die Medienbranche stattfand. Ich stieg in mein Auto, checkte meine E-Mails und las folgendes:

Sehr geehrter Herr Jelinek,

wir freuen uns, Ihnen mitteilen zu dürfen, dass Sie für die diesjährige KURIER ROMY in der Kategorie »Lockdown-Format/Umsetzung - Fit mit Philipp« nominiert sind. Leider konnten wir Sie telefonisch nicht erreichen. Die Nominierung ist bis zum Freitag, den 12.3.2021, strengstens vertraulich zu behandeln!

Mit herzlichen Grüßen

…

Sofort wählte ich die angegebene Nummer. Mein Puls ging nach oben, während es läutete. Beate, die Verfasserin der E-Mail, hob ab. Ich sagte ihr, ich hätte eben ihre Nachricht gelesen und würde es grad gar nicht packen. Sie bestätigte mir mit ihrer persönlichen Gratulation die Nominierung. Da waren sie wieder, die Emotionen, die Tränen, und auf die Gefahr hin, dass es kitschig klingt: Auch jetzt beim Schreiben drückt es mich wieder.

Ein Buch zu schreiben hatte ich noch nicht geplant und es war auch kein Thema gewesen, doch dann kam ein Verlag auf mich zu, danach ein zweiter, und nun sitze ich hier und schreibe. Schreiben hat was. Du bist in einer Zeitreise zurück zum Ursprung, du spürst die einzelnen Emotionen noch einmal, durchlebst die Szenen deines Weges. Die Höhen, für die ich dankbar bin. Aber es gab auch die Tiefen, und von denen waren einige nicht lustig. Das ging von Panikattacken bis zu Depressionen, und ich habe daraus auch nie ein Geheimnis gemacht.

Was ich damit sagen will:

Das ist eben das Leben. Es ist wie die Sinuskurve des Herzens, es schlägt nach oben und unten aus. Sicher prägen dich die Tiefen ebenso wie die Höhen, aber sie sind das Salz in der Suppe. Ohne sie würde sie fad schmecken, langweilig, und genau so wäre dein Leben.

»Ich finde es schön zu sehen, dass nicht immer alles super, hyper, mega sein muss, um zu funktionieren, sondern dass es auch so geht«, schrieb mir einmal ein Physiotherapeut.

Als Sportler habe ich einen hohen Anspruch an mich. Es ist mir wichtig, immer mein Bestes zu geben, sei es bei einer Veranstaltung mit zwanzig oder mit 10.000 Menschen, oder bei meiner Sendung, bei der jeden Tag weit über 100.000 mit dabei sind.

Es ist dieser Wettbewerb, der mich reizt, bei dem ich vorne mit dabei sein will. Früher bei den Triathlons und heute bei der Quote. Der Ehrgeiz und meine Ziele treiben mich an. Das klingt jetzt vielleicht ein bisschen verbissen. Aber irgendwie brauche ich dieses Gefühl und ich habe bei den Triathlons viel gelernt, das mir jetzt sehr hilft. Dieses Nichtaufgeben, dieses Dranbleiben, dieses Fokussiert-auf-ein-Ziel-Sein.

Eines dieser Ziele war wie gesagt die Romy, die ich unbedingt gewinnen wollte. Ich hatte oft davon geträumt und mir vorgestellt, was ich bei meiner Dankesrede sagen werde, und das auch schon, bevor es *Fit mit Philipp* gab. Was ich damit sagen will:

Denke groß. Vergiss, was andere sagen. Glaub an dich, auch wenn sie dich belächeln. Irgendwann wirst du lachen.

Doch davor kamen die Tränen der Emotion. Es war Dienstag, der 11. Mai 2021, und dieser Tag hat eine ganz besondere

Bedeutung. Es ist der Geburtstag der ehemaligen Vorturnerin der Nation, Ilse Buck, und deshalb startete ich als Hommage an sie die Sendung mit einem ihrer Bücher in der Hand.

Wenn du nominiert bist, denkst du immer wieder dran und hoffst natürlich, zu gewinnen. So steigt die Spannung. Nur noch wenige Tage bis zur Romy-Gala, denkst du. Wegen Corona gab es in diesem Jahr keine Gala im klassischen Sinne, sondern Andi Knoll, der Moderator der Gala, überraschte die Gewinnerinnen und Gewinner mit Kamera. Aus den Mitschnitten entstand eine Sendung. Wenn ich gewonnen habe, muss Andi Knoll in den nächsten ein bis zwei Tagen kommen, dachte ich, denn beim ORF-Wissenschaftschef und Romy-Gewinner Günther Mayr war er schon gewesen.

Die Romy ist etwas Besonderes. Sie ist ein Publikumspreis, also ist es wichtig, dass so viele wie möglich für dich stimmen und das immer und immer wieder. Alle 24 Stunden besteht die Möglichkeit dazu.

Es war etwa acht Uhr morgens. Ich kam von der Garage nach oben und wen traf ich da? Andi Knoll. »Servus, Andi«, sagte ich.

Er: »Servus«.

Da begann es wieder, das »Hirntschechern«. Ist er wegen mir da?

Keine 15 Minuten später kam Andi zum Set von *Guten Morgen Österreich* und fragte, wo es zum Coronatest geht. »Komm, ich zeig dir den Weg«, sagte ich.

Es entstand ein kurzer Dialog. Ich fragte ihn, wie es ihm so geht und was sich bei ihm tut und ging dann wieder zurück.

Aller guten Dinge sind drei. Wir liefen uns nochmal über den Weg. Diesmal würdigte er mich jedoch keines Blickes.

Bei mir ratterte es. Ist er vielleicht doch wegen mir da? Dieser Gedanke ging mir nicht aus dem Kopf. In der Maske sagte ich zu Andrea, während sie mich schminkte: »Du, ich hab heute schon dreimal den Knolli getroffen. Glaubst, ist der wegen mir da?«

Sie schminkte mich weiter und sagte nur: »Denk nicht so viel darüber nach. Wenn's sein soll, dann wird's so sein.«

Na gut, dachte ich mir und bereitete mich für meine Sendung vor. Alles war wie immer und wenige Minuten später gings auch schon los. Ich zeige wie immer zu Beginn Fotos und Videos von Mitturnerinnen und Mitturnern. So auch diesmal. Dann hörte ich über den Knopf im Ohr, über den ich mit der Regie verbunden bin, Andres Stimme. »Wir haben ein technisches Problem und können das Video nicht zeigen.«

Ich maß dem keine Bedeutung bei. War halt so.

Wenn wir im Studio turnen, sind manchmal im Hintergrund Menschen zu sehen, die vorbeigehen oder stehenbleiben. Wenn Zweiteres der Fall ist, geht der Aufnahmeleiter hinaus und bittet sie, aus dem Bild zu gehen.

An diesem Tag bemerkte ich bei einer Übung, bei der ich meinen Kopf nach hinten drehte, zwei Bauarbeiter, die mit Wurstsemmeln in der Hand hereinschauten. Das war auch nichts Außergewöhnliches, denn wir hatten am Küniglberg eine Baustelle. Andre sagte mir aufs Ohr, ich bin ja via Funk mit der Regie verbunden, ich solle den beiden Arbeitern deuten, aus dem Bild zu gehen. Ich tat es, doch sie winkten nur und lachten. Ich turnte weiter, sprach die beiden während der Sendung an, doch sie aßen gemütlich ihre Semmeln weiter.

Wieder meldete sich Andre. »Wir können das Video jetzt spielen«, sagte er.

Als ich auf den Studiomonitor schaute, sah ich ein Video, auf dem jemand Schlagobers auf ein Stück Torte sprühte und nebenbei Kniebeugen machte. Ich sagte etwas wie »das Video ist aber nicht von mir« und »da muss er aber viel trainieren«. Ich dachte mir noch immer nichts dabei. Ich finde es lustig, wenn solche Dinge in einer Sendung passieren. Auch deshalb liebe ich es, live zu sein.

»Geht's da zum Coronatest?«, hörte ich draußen jemanden schreien, und auf einmal stand Andi Knoll im Studio.

Ich begrüßte ihn, turnte aber weiter. »Andi, wir sind live«, sagte ich.

»Deswegen bin ich ja da«, erwiderte er.

Ich kam zur nächsten Übung, weil ich ja nicht einfach mittendrin aufhören konnte.

Da unterbrach mich Andi nochmals und hielt etwas in ein Handtuch Eingewickeltes vor mich hin.

Es drückt mich grad wieder, wo ich das schreibe.

Er sagte: »Die Romy für das beste Lockdown-Format geht an *Fit mit Philipp*.«

Jetzt brachen alle Dämme. Ich heulte wie ein Schlosshund, konnte mich fast gar nicht beruhigen. Ich hätte schreien können vor Freude.

Ich hab sie!

Da schauts her!

Ich könnt der Welt ein Loch in den Bauch reißen.

Freude. Genugtuung. Tränen. Jubel. Eine Hochschaubahn der Gefühle. Wahnsinn.

Das Team, alle die dabei sind, freuten sich mit mir. Auch mein Chef Christian Hillinger kam, um zu gratulieren. »Du hast das ganz alleine geschafft«, sagte er. »Das ist dein Erfolg.«

Irgendwie fühlst du dich wie in einem Film. Fragst dich, ob das echt ist. Ob du sie wirklich hast.

Ich ließ meinen Gefühlen freien Lauf und genoss diesen ganz besonderen Moment in meinem Leben. Wo ist mein Telefon? Ich musste meine Schnuckimaus Manuela anrufen. Sie war in der Arbeit, es läutete, sie hob ab. »Schatzi, ich hab sie, die Romy!«

»Nein!«

»Jaaaa! Ich hab sie!«

Im selben Moment heulten wir beide los.

Es war der Tag der Emotionen! Es war mein Ziel, mein Traum gewesen, irgendwann eine Romy zu bekommen und das jetzt war dieser Tag!

Ich rief Schmali an. Ich: »Wir haben die Romy!«

Darauf er: »Ich habs gesehen! Wahnsinn!«

Er verriet mir, dass er es schon gewusst hatte, denn er hatte schon am Vortag eine SMS bekommen.

Ich hing weiter am Telefon. Als Nächstes rief mich mein Freund Roman, das »Krokodil«, an, gemeinsam sind wir wie Bud Spencer und Terence Hill das »Krokodil und sein Nilpferd«. Er war es, der mir nach der ersten Sendung gesagt hatte, das würde mein Durchbruch werden und er war es auch, der nach meiner Romy-Nominierung gesagt hatte: »Die gewinnst du!«

Auch Susi, die sich um alles, was *Fit mit Philipp* betrifft, kümmert, war in einem emotionalen Ausnahmezustand.

Zusammengefasst gab es an diesem Tag einige auf beiden Seiten sehr tränenreiche Telefonate.

Meine Mama war vergleichsweise nüchtern. »Super, gratuliere!«, kam von ihr. Mein Papa, der schon 2003 von uns gegangen war, sitzt auf seiner Wolke und ist stolz auf seinen Buam, dachte ich.

An dieser Stelle möchte ich mich nochmals bei euch allen bedanken. Danke fürs Mitturnen und fürs Voten. Ihr alle seid Teil des Erfolges von *Fit mit Philipp*, der größten Bewegungsgruppe und Gesundheitsbewegung Österreichs mit 2021 durchschnittlich 176.000 Teilnehmern pro Tag. Das muss man sich mal vorstellen, das ist dreieinhalb Mal das Happel-Stadion. Oder wenn wir mit einem Meter Abstand hintereinander stehen, beginnt die Schlange in Wien und endet in Graz!

Um zu verstehen, was da passiert ist, brauchst du dann jedenfalls ein paar Tage. Ungläubig schaust du täglich auf die Romy und kannst es immer noch nicht fassen. Es ist ein schönes, befriedigendes Gefühl und ich bin sehr dankbar dafür.

Dankbarkeit, finde ich, ist sehr wichtig. Sie ist so wichtig wie deine Wurzeln, die du nie vergessen solltest.

Wie gehts weiter, wie lange turnen wir noch? Das werde ich immer wieder gefragt. Ich kann euch so viel sagen: Ich habe noch viele Träume. Und: Fernsehen wird an der Quote gemessen. Also habt ihr es in der Hand. Ich jedenfalls werde alles geben, damit wir fit und gesund älter werden und auch die Kinder sich wieder mehr bewegen.

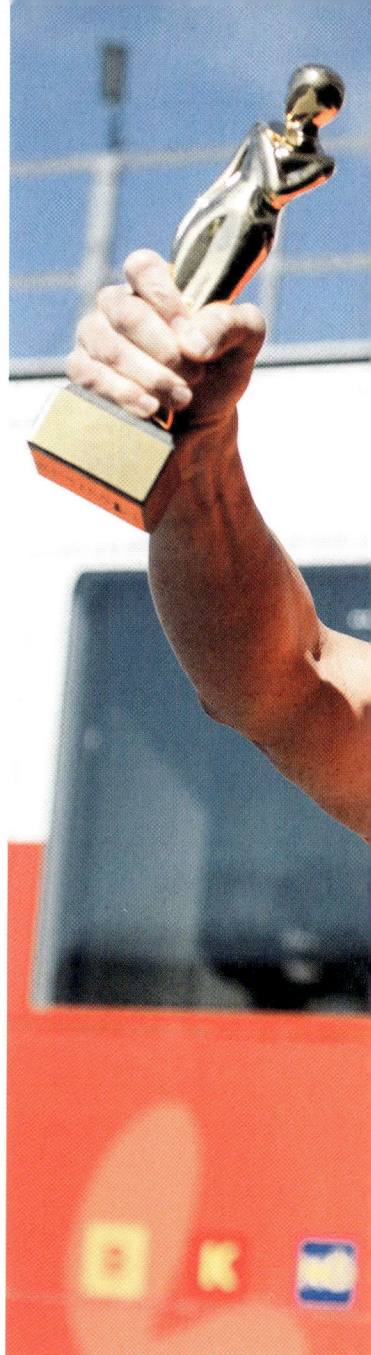

© Kurier/Romar Ferry

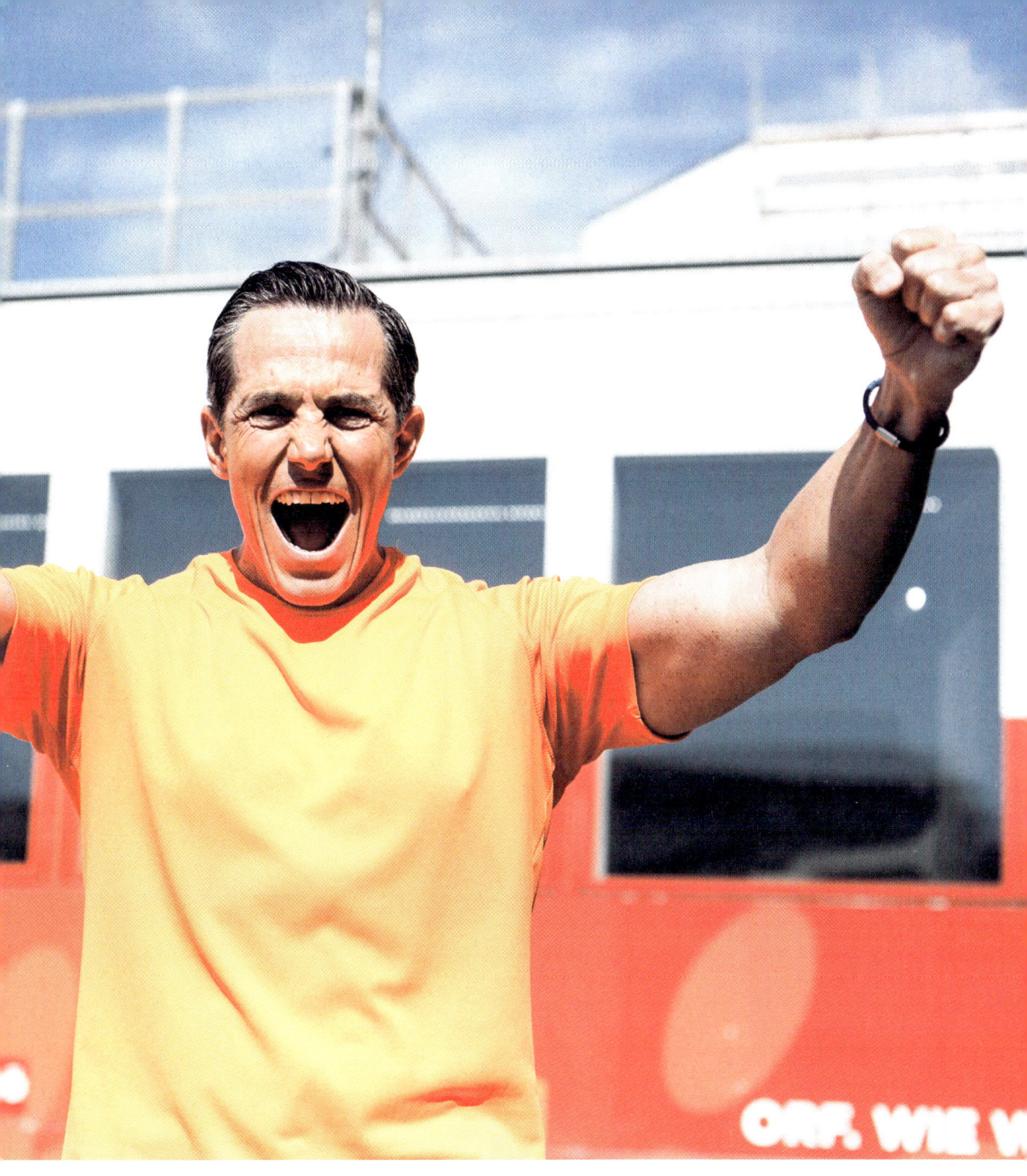

Geschafft: ich mit meiner Romy nach der Verleihung während der Live-Sendung, 2021

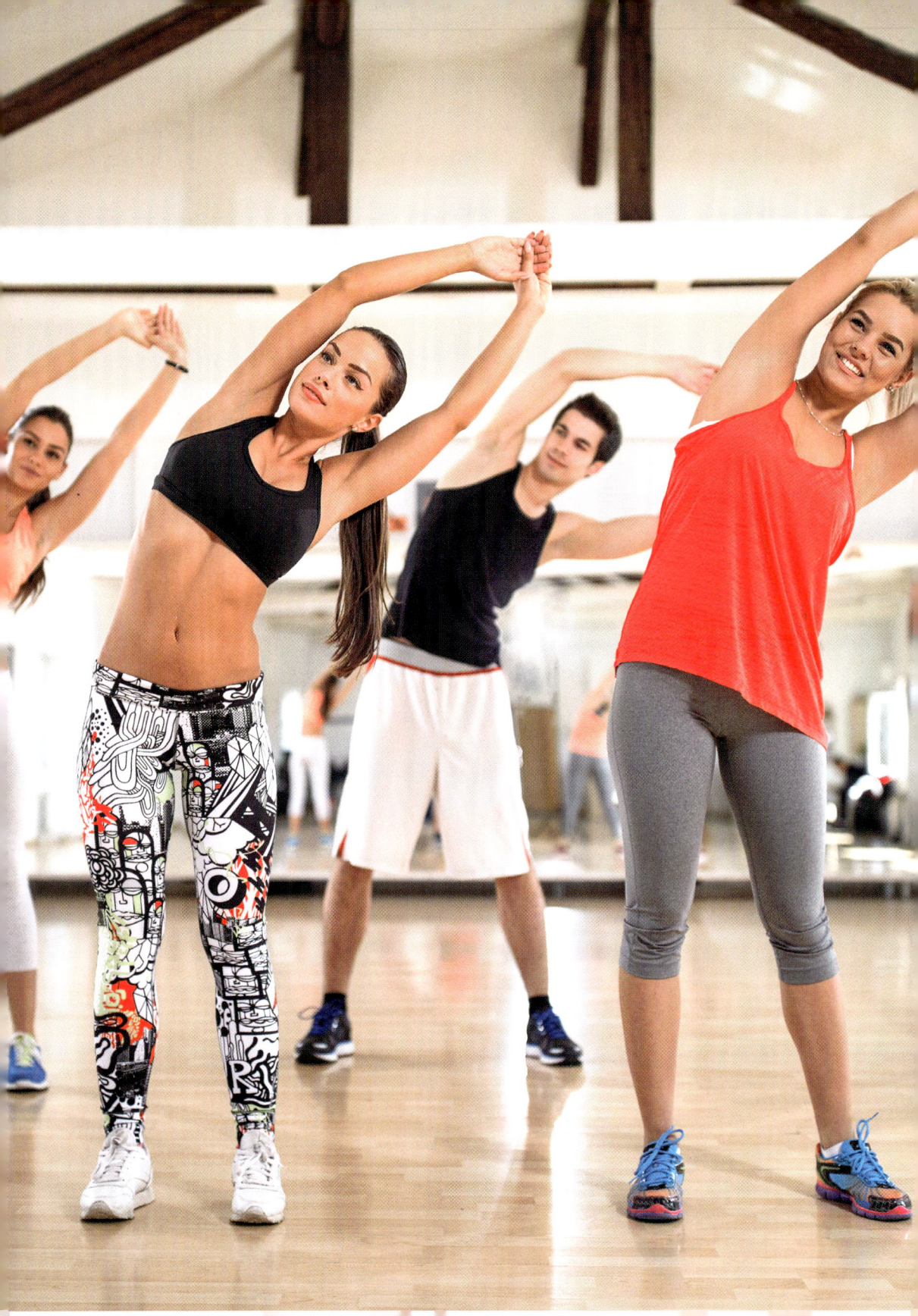

Warm up

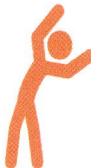

Und hier gleich vorweg an alle Hobby- und Freizeitsportler, das Aufwärmen wird viel zu oft vernachlässigt, obwohl es von so großer Bedeutung für Verletzungsprophylaxe und Leistungsfähigkeit ist. Nicht nur die Muskulatur, Sehnen, Knorpel und Bändern wollen auf die kommende Belastung vorbereitet werden, sondern auch unser Herz-Krieslaufsystem und unsere Lunge. Deshalb *BITTE* messt dem Warm up eine größere Bedeutung zu, egal ob vor dem Laufen, Nordic Walking, Golfen, Radfahren oder was auch immer, denn dadurch wird die sportliche Einheit zu einem gesunden Erlebnis. Darum hier ein kleiner Auszug aus den Übungen, die wir bei *Fit mit Philipp* anbieten und auch empfehlen.

HÜFTKREISEN

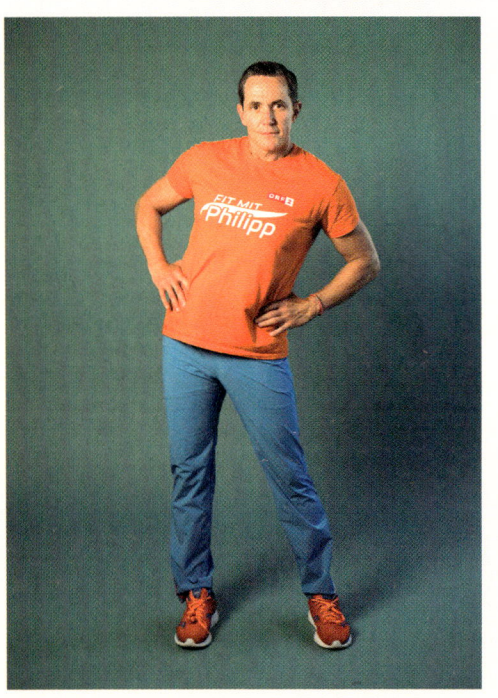 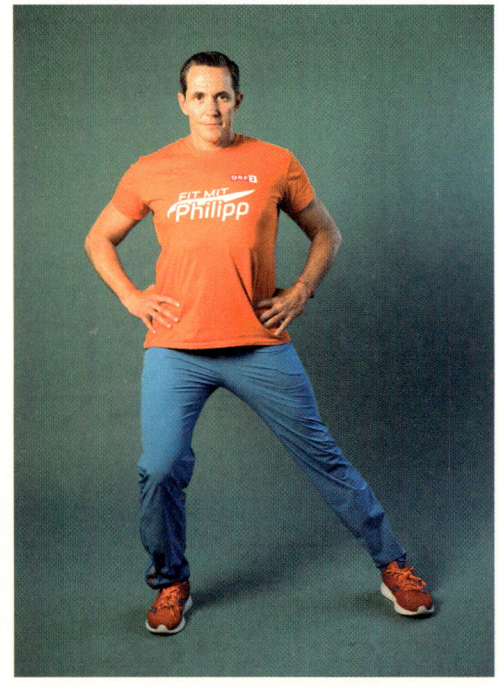

1. Hüftschulterbreiter Stand, Hände zur Hüfte und jetzt beginnen, locker mit der Hüfte zu kreisen, kleine Bewegungen und nach Belieben größer werden und auch die Richtung immer wieder wechseln. Dient der Erhaltung der Mobilität in Becken und Hüfte.

2. Danach in die Grätsche gehen, nur soweit, dass wir uns wohl fühlen, Oberkörper ist stabil, Hände sind nach wie vor in der Hüfte und jetzt bewegen wir uns sanft von rechts nach links und wieder retour.

Warm up

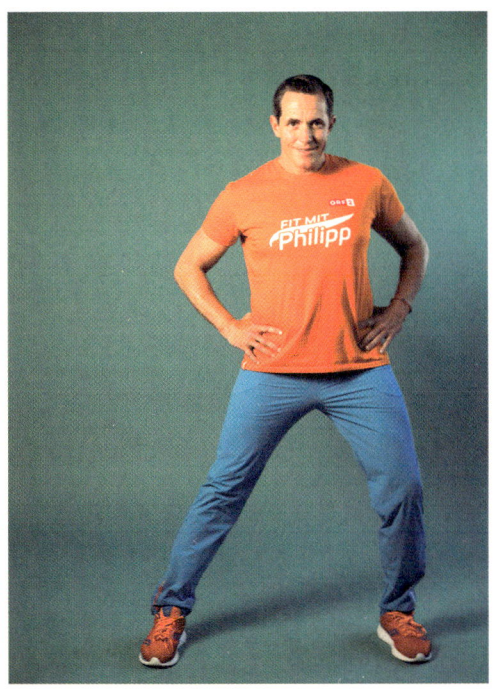 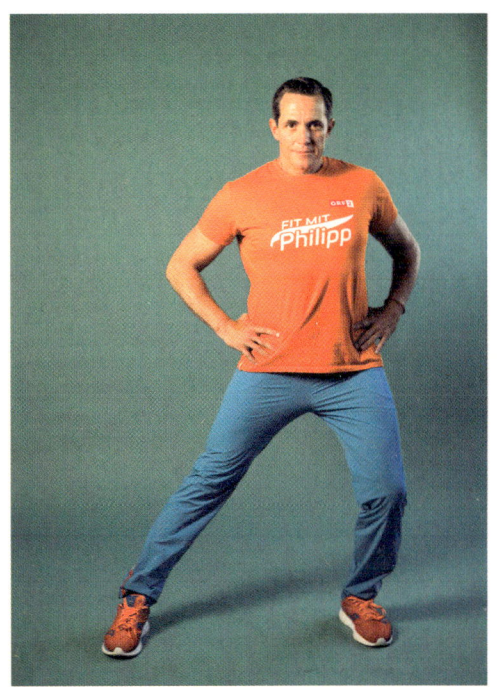

3. Rechtes Bein stabilisiert, links dehnen wir die Oberschenkel-Innenseite. Danach Richtungswechsel…

4. …dazwischen auch mal die Position ein paar Atemzüge halten dann der Wechsel.

BOXER

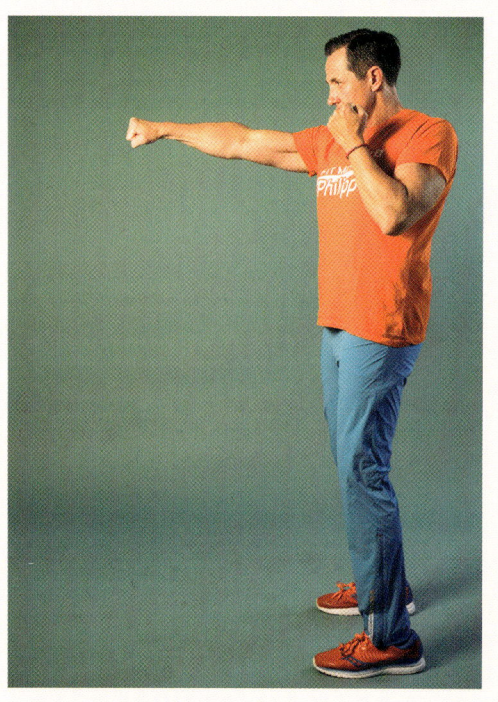 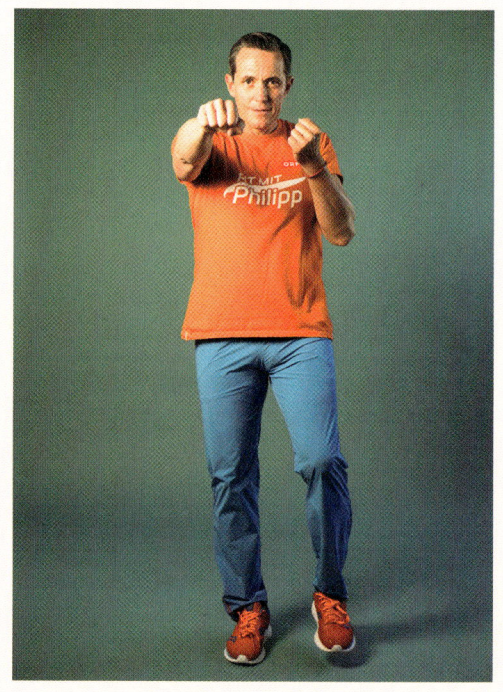

1. Eine klassische Warm-up- und Mobilisationsübung. Damit bringen wir den Körper und Kreislauf in Schwung. Wir schlagen abwechselnd rechts, dann links nach vorne und drehen dabei die Faust aus.

2. Entweder stehend oder wir nehmen unsere Beine dazu. Also rechte Hand, rechtes Bein, linke Hand, linkes Bein. Tempo nach Gefühl variieren.

QI GONG

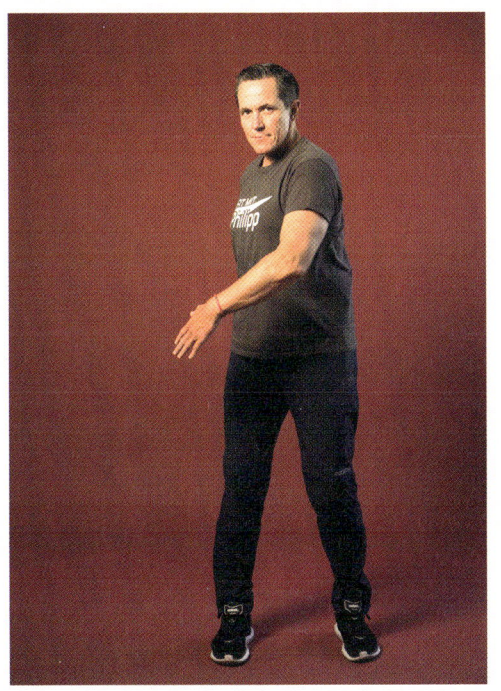 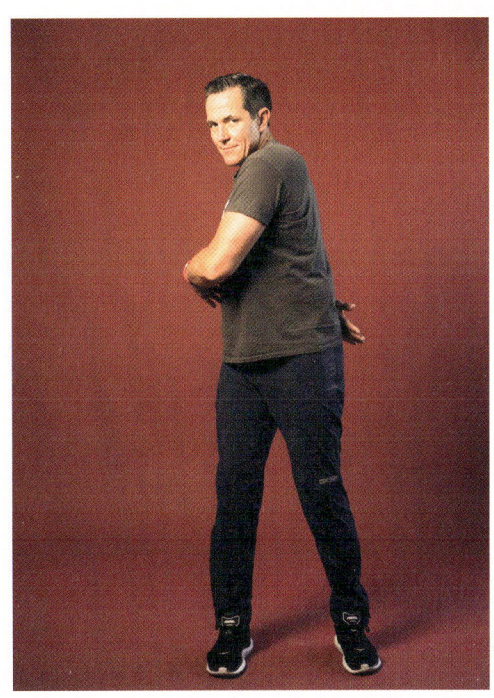

1. Aufrechte Haltung einnehmen. Arme hängen locker nach unten, jetzt drehen wir unseren Oberkörper von links nach rechts.

2. Dadurch beginnen die Arme zu fliegen und durch das Aufklatschen der Handflächen am Rücken aktivieren wir unsere Nierenpunkte.

ANFERSEN

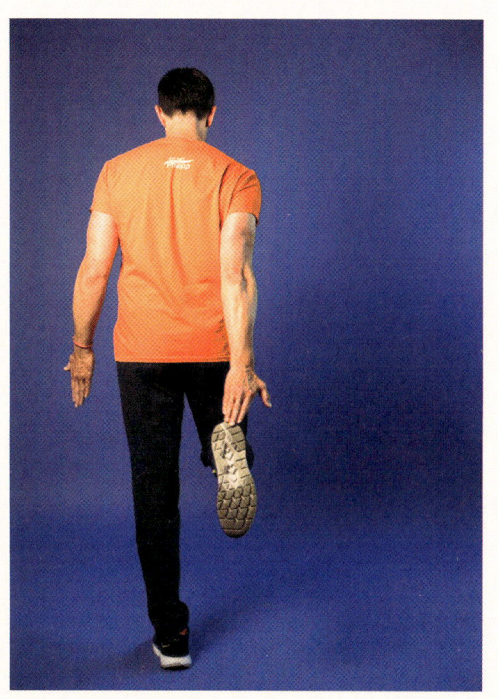
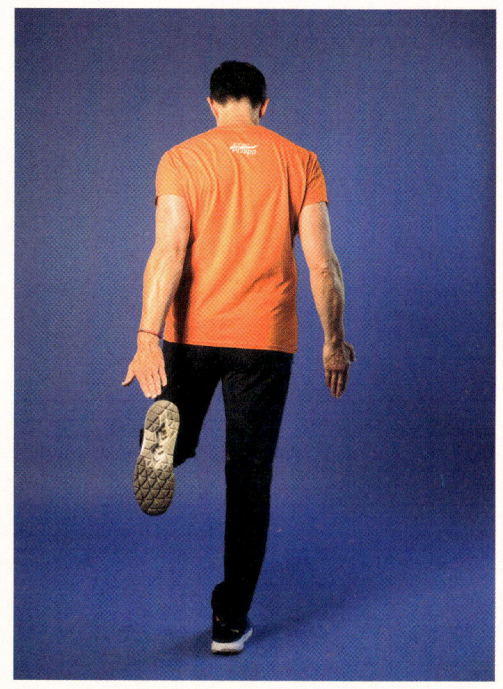

1. Aufrechte Haltung einnehmen und Standbein durchstrecken. Dann abwechselnd die rechte und linke Ferse nach oben in Richtung Gesäß ziehen.

2. Während dem Anfersen versuchen wir, mit den Fersen die Fingerspitzen zu berühren.

Warm up

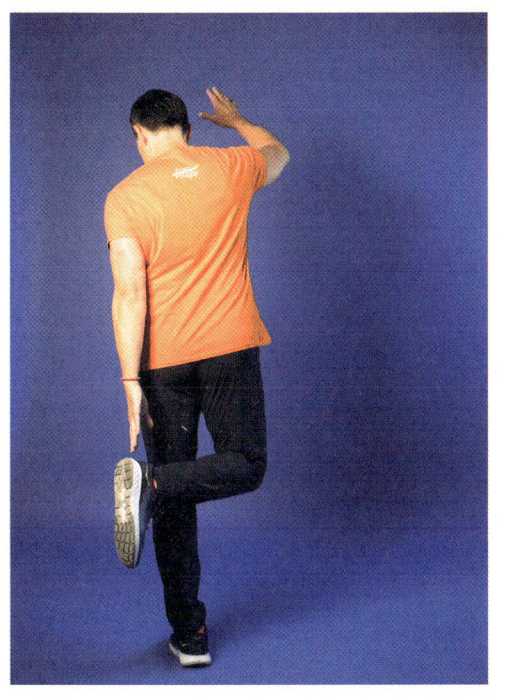
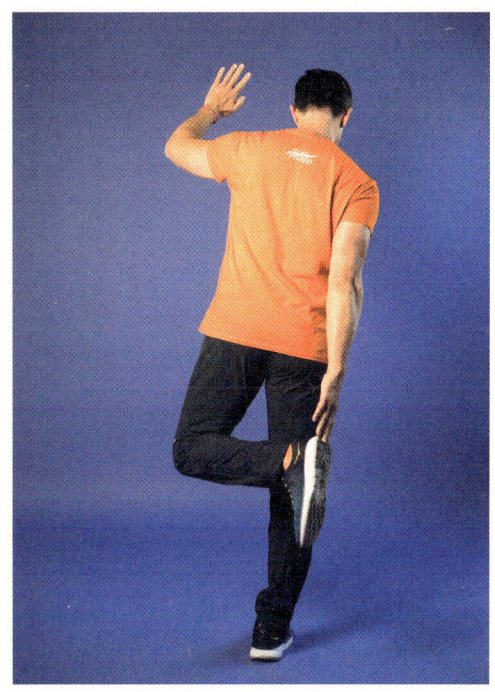

3. Funktioniert das Berühren der Fingerspitzen, können wir die Übung auch diagonal ausführen. Also rechte Ferse, linke Fingerspitzen und umgekehrt.

4. Je nach Belieben führen wir diese Übung entweder dynamisch, oder langsam durch.

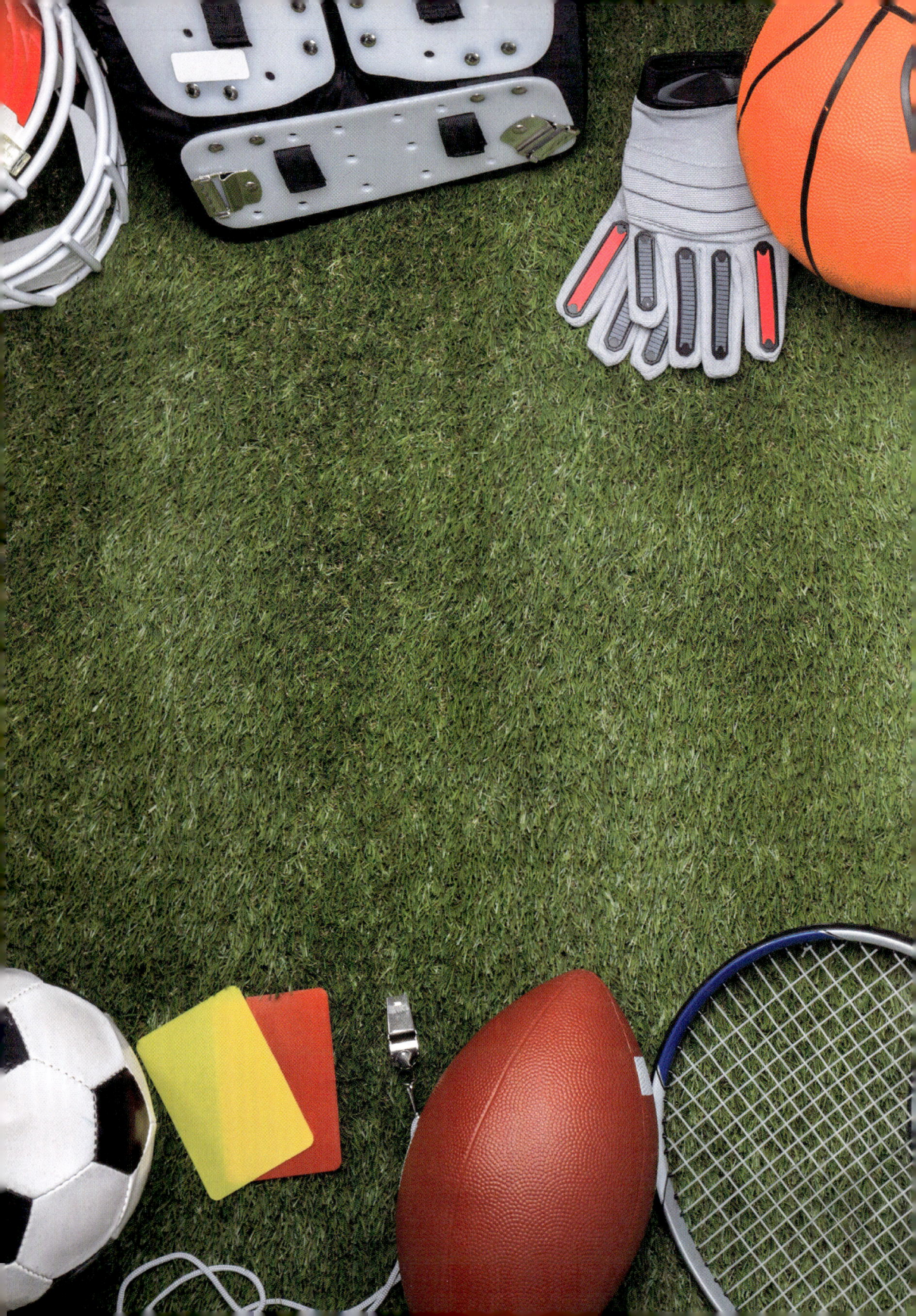

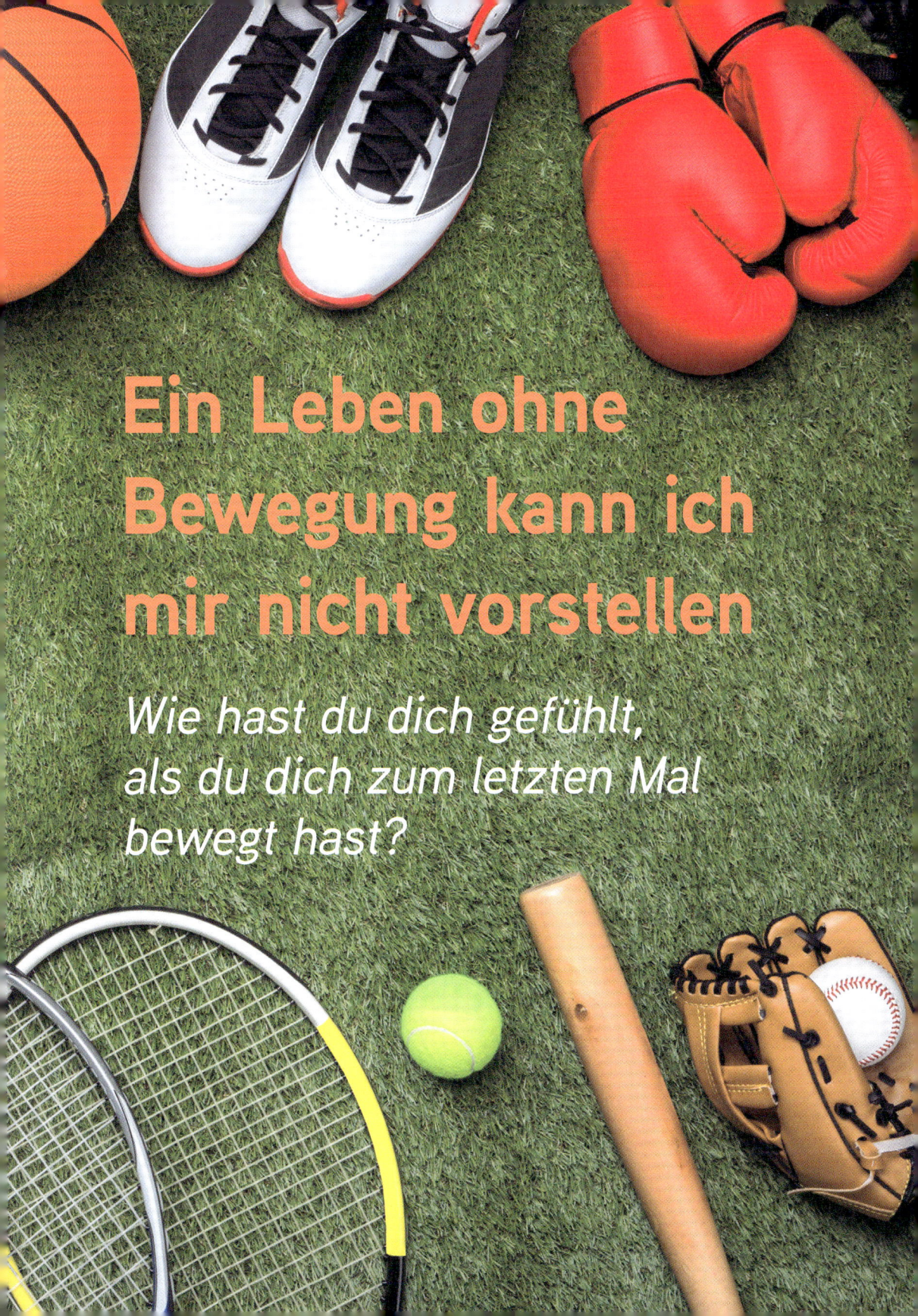

»Der Bua braucht irgendeine Bewegung«, so meine Mutter zu dem Schwimmtrainer, als sie mich, zu diesem Zeitpunkt sechs Jahre alt, im Schwimmverein anmelden wollte. Die Bewegung zieht sich durch mein Leben wie ein roter Faden. Bereits als Kind war ich ständig in Bewegung. Ich war hyperaktiv und voller Energie, die Bewegung hat mir immer den meisten Spaß bereitet. Schon damals, aber auch noch heute, habe ich den Sport oder die Bewegung nie als nervig, anstrengend oder mühsam empfunden. Wir Rabauken aus Donaufeld haben so lange auf dem schönen Rasen vor dem Fenster der Frau Krenn Fußball gespielt, bis sie uns von dort verjagt hat. Wir sind mit den Rädern und den Rollschuhen Rennen gefahren, haben Tennis am Parkplatz oder in der Sackgasse gespielt. Wie es damals eben war, wir waren permanent in Bewegung.

Richie, Gertschi, Becki, Sali und ich, McFussl, so mein Spitzname, waren fast unzertrennbar, der Sport, die Aktivitäten haben uns vereint und so haben wir die Tage in unserer Gegend genutzt und nebenbei vielleicht ein bisschen Unfug getrieben.

Auch in der Jugend ist mein Bewegungspensum, trotz neuer Ablenkungen wie Mädels, Partys und jugendlichem Leichtsinn, auf dem gleichen Level geblieben. Aus dem Schwimmen wurde ein Leistungssport, 1981 habe ich den Surf-Schein gemacht und außerdem habe ich Fußball zunächst bei Nord Wien und dann bei Donaufeld gespielt. Zuerst in einer unteren Liga, dann in der obersten gegen Rapid und Austria. Ein wahrer Bubentraum. Mit 17 wars dann American Football bei den Vikings, Fitnesscenter war angesagt und außerdem war ich schon immer sehr Zweirad-affin. Schnell unterwegs zu sein, also schneller als die anderen mit dem Fahrrad, das hatte ich schon immer im Blut.

Bei uns im Bau gab es den Gerry, vier Jahre älter als ich und auch den Franky. Beide hatten zunächst Mopeds, dann Motorräder.

Ich war fasziniert, kaum wurde eines der Bikes gestartet, war ich schon am Fenster. Manchmal lief ich auch schnell die Stiegen runter durch den Hof zur Kreuzung, um zu sehen, wie sie wegfuhren.

»Ich auch«. Mein Traum war es, selbst ein Moped, damals eine Zündapp, zu haben und später ein Motorrad. Ich habe zu visualisieren begonnen, hab mir ganz genau vorgestellt, wie mein erstes Moped, meine erste Maschine, mein erster Helm aussehen werden und mir dieses Ziel, wie auch viele weitere große Ziele in meinem Leben, verinnerlicht. Egal ob der Triathlon auf Hawaii, auf den ich so lange hingearbeitet habe, oder der Job beim ORF, meine Ziele hatte ich immer vor Augen, aber dazu komme ich noch.

Wie hast du dich gefühlt, als du dich zum letzten Mal bewegt hast?

Ich für meinen Teil habe wirklich bei jedem Blödsinn mitgemacht. Ob Wasserskifahren in den 1990er-Jahren, oder die ersten Aerobic-Einheiten im Fitnesscenter, mit einer damals als exotisch geltenden afroamerikanischen Trainerin. Auch eine Bodybuilding-Meisterschaft habe ich mir in meinen jungen Jahren nicht entgehen lassen. Wenn sich irgendwo etwas bewegt, bin ich auch heute noch ganz vorne mit dabei.

Ich habe die Erfahrung gemacht, dass viele Menschen vor dem Wort Sport zurückscheuen. Ich sage deswegen ganz bewusst Bewegung. Denn Bewegung soll schon Spaß machen. Du musst dich nicht am Laufband im Fitnesscenter abquälen, oder dich zwingen, einen Halbmarathon mitzurennen. Das Wichtigste ist es, Spaß an der Bewegung zu haben. Kannst du dich erinnern, wie du dich gefühlt hast, als du dich zuletzt bewegt hast? Vielleicht war es ein Wandertag mit der Familie, oder das Schwimmen in einem See an einem heißen Sommertag. Vielleicht war es eine Radtour, oder auch einfach ein Spaziergang im Wald. Wie hast du dich danach gefühlt? Ich bin mir sicher, es war ein gutes Gefühl. Dieses Gefühl will ich dir mit auf den Weg geben. Jeden Tag, mit einfachen Übungen. Im Alltag, ohne Druck, ohne Zwang. Freies Bewegen, das Spaß macht und auch noch dem Körper guttut. Das ist meine Mission und diese Mission verfolge ich schon mein gesamtes Leben.

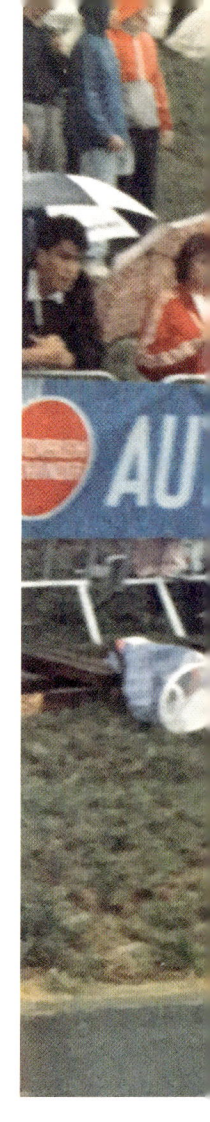

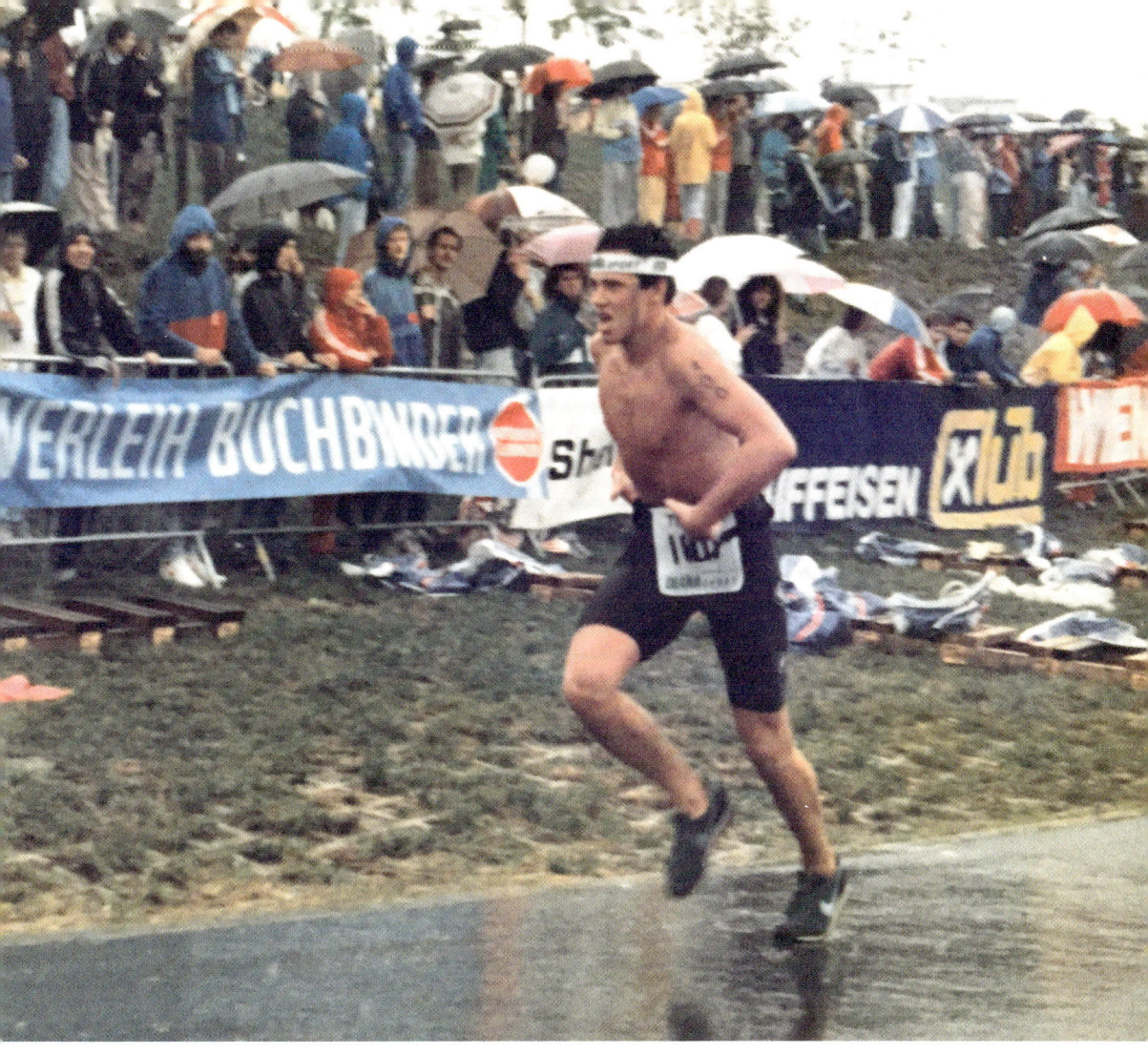
Wo alles begann: mein erster Triathlon in Wien, 1985

SKATEN

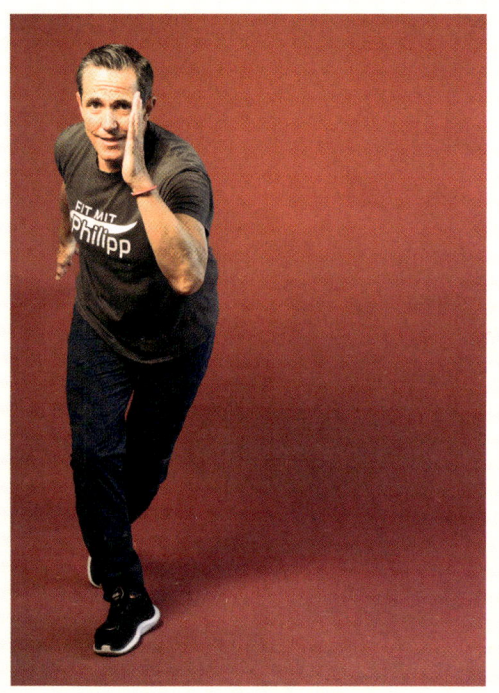 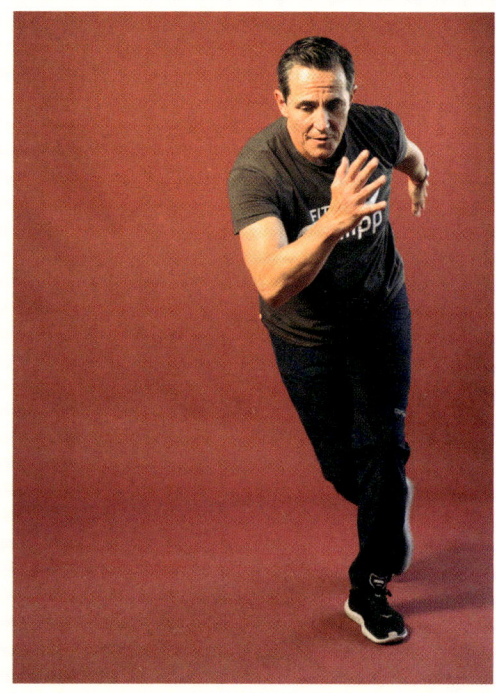

1. Für alle *Fit mit Philipp*-Fans ist diese Übung ein Klassiker beim Warm up. Wir simulieren die Bewegung wie beim Eisschnelllauf, oder im Sommer beim Inline-Skaten.

2. Von einem Bein auf das andere wechseln und dabei den gegenüberliegenden Arm mitnehmen. Also rechtes Bein vorne, linker Arm vorne. Je nach Fitness-Niveau steigern wir Intensität und Bewegungsgröße.

HAMPELMANN

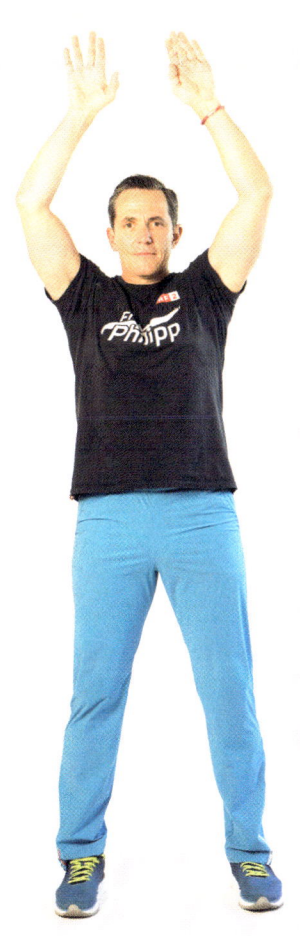

1. Wir starten mit leicht gegrätschtem Stand. Wie am Foto die Arme nach oben richten. dann hinter das Gesäß führen und mehrmals wiederholen. Fortgeschrittene gehen gleichzeitig in die Knie und nehmen so Schwung mit. Die Profis machen den aus der Kindheit bekannten Hampelmann.

STAND GEHEN MIT KNIEHUB

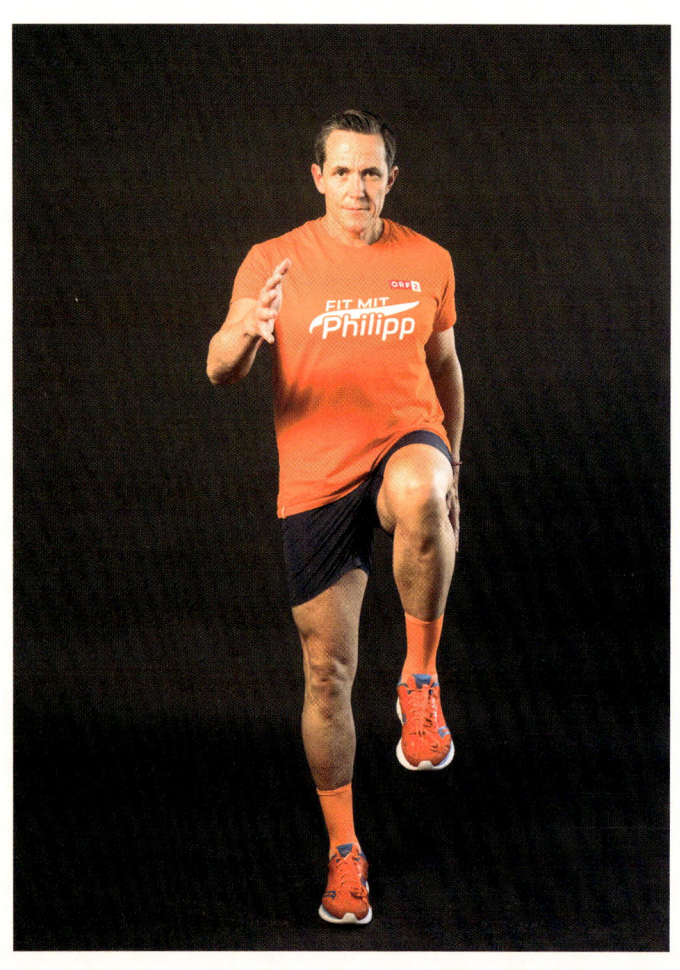

1. Am Stand gehen und Knie nach oben ziehen. Darauf achten, beim rechten Kniehub die linke Hand mitzunehmen und umgekehrt. Wir versuchen, das Standbein durchzustrecken und den Rücken gerade zu halten.

Warm up

KNIEHUB ZU HAND

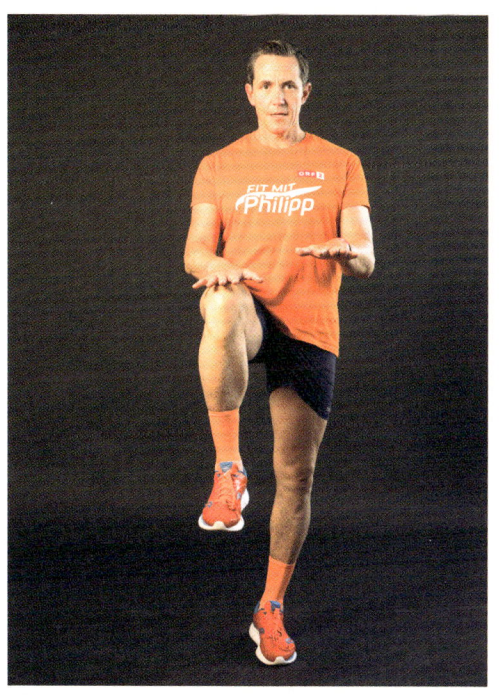
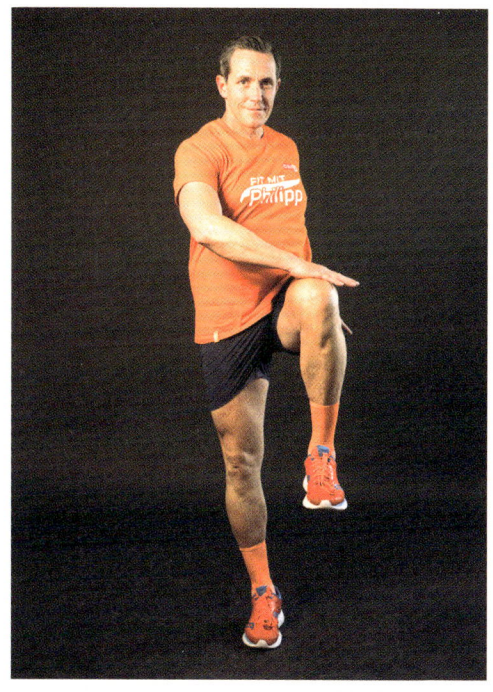

1. Wir positionieren unsere Arme etwa 90 Grad, oder tiefer je nach Können, abgewinkelt nach vorne, die Handflächen sind Richtung Boden gerichtet. Jetzt versuchen wir, mit unseren Knien abwechselnd die Handflächen zu erreichen. Wir achten darauf, dass das Knie zur Handfläche geführt wird und nicht umgekehrt.

2. Diese Übung können wir auch gegengleich ausführen, indem wir die rechte Hand zum linken Knie führen und umgekehrt. Jedoch wichtig: Hier nehmen wir die Rotation des Oberkörpers dazu.

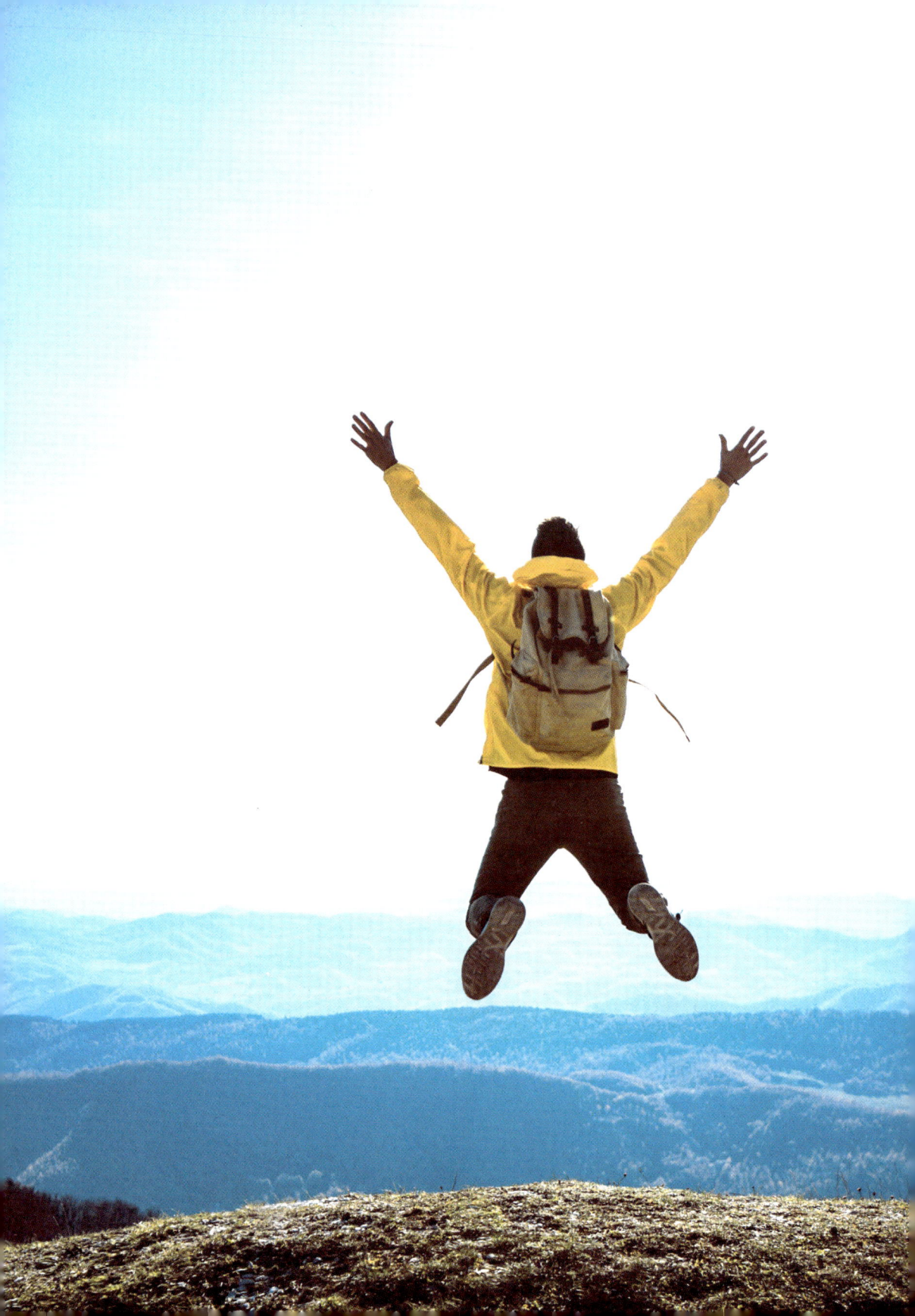

Wage den Absprung

Und hab keine Angst vor Bruchlandungen

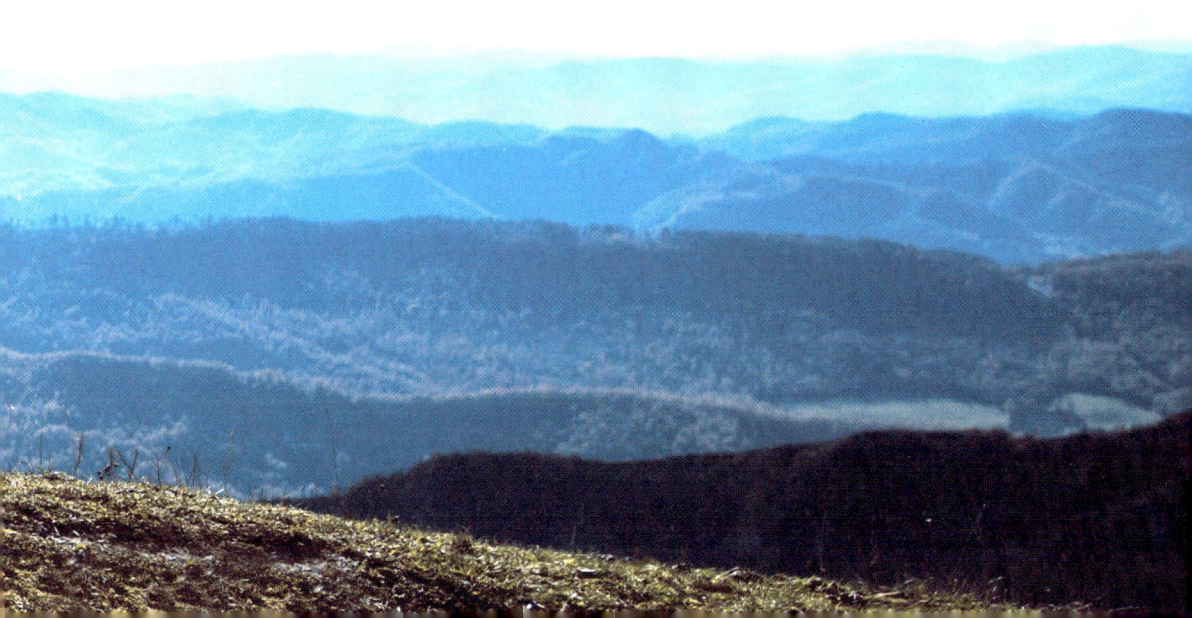

Ich habe dir ja bereits vom inneren Schweinehund erzählt. Der hat bei uns keine Chance, den packen wir mit Schmäh und nehmen ihn mit auf die Turnmatte. Das klingt schon leichter gesagt als getan und egal in welcher Lebenslage, ob beim Aufraffen zur Bewegung, einem unangenehmen Gespräch, oder einem Sprung von der Reichsbrücke in die schöne Neue Donau, der Schweinehund wird dich dein ganzes Leben lang begleiten. Es liegt an dir, ob du ihn überwindest und zu deinem Motivator machst, oder ob du dich ihm unterwirfst und ihm die Entscheidungen über dein Leben überlässt.

Meine späte Jugend, so das Alter zwischen 16 und 18 Jahren, habe ich vor allem in den wärmeren Monaten vermehrt auf der Insel verbracht. Für alle Nicht-Wiener, ich spreche von der Donauinsel, der Karibik Wiens. In den 1980er-Jahren der perfekte Ort, um ausgiebig und ordentlich zu trainieren. Schwimmen, Radfahren, Laufen. Das war mein Ding, meine Leidenschaft und bereits das Training, das mir viele Jahre später noch helfen sollte, um den Traum des Triathlons auf Hawaii zu erfüllen. Jedenfalls habe ich mich auf der Insel, meinem Paradies, wie ich es schon damals nannte, ausgepowert und die Sommer meines Lebens dort verbracht. Gemeinsam mit meinen Freunden habe ich auf dem Dach des Surfstadls geschlafen, um vier Uhr in der Früh, als der Wind kam, sind wir dann schon auf den Surfbrettern gestanden. Auf der Insel gabs halt einfach alles. Möglichkeiten ohne Ende, um sich zu bewegen. Spaß natürlich inbegriffen. Es gab Lokale, Bars und Restaurants, unter anderem meine Lieblingspizzeria. Der Koch dort war wirklich leiwand und so hat er mir immer eine billige Pizza Marinara boniert, draufgelegt hat er aber dann alles, was ich wollte. Man braucht nicht viel zum glücklich sein, habe ich vor allem in diesen Tagen realisiert.

Egal ob beim Schwimmen, während des Radfahrens, oder beim Verschlingen meiner überladenen Pizza Marinara, da war diese Brücke, die mir nicht aus dem Sinn und aus den Augen gehen sollte. Die Reichsbrücke. Hotspot der Wiener Cool-Kids. Damals war der Sprung von der Brücke so etwas wie die Aufnahme in den Club der Könner, der richtigen Männer. Das Springen an sich war für mich kein Problem. Ich bin im Stadionbad aufgewachsen, habe mich schon immer vom Einser-, Dreier-, Fünfer-, manchmal sogar vom Siebener- und Zehner-Turm runtergestürzt. Köpfler oder so wie die Acapulco-Springer waren angesagt, manchmal sogar ein Bomberl. Wir waren jedenfalls an einem recht heißen Sommertag, wie sollte es anders sein, auf der Insel. An diesem Tag mit den Vikings, den Footballern, und die Mädels waren auch mit dabei. Kaum bei der Brücke angekommen, springen schon die ersten Wagemutigen in die Donau. Allerdings vom Fußgängerbereich aus. Ich wusste, von der Fahrbahn aus sind es mindestens fünf Meter mehr. Und natürlich musste ich den Superstar machen und bin schnurstracks rauf auf die Fahrbahn. Oben angekommen dachte ich mir, da das doch ziemlich hoch war, soll ich oder soll ich nicht. Ich stand schon einmal da oben und habe dann einen Rückzieher gemacht, nur diesmal haben halt alle geschaut, was ich mache. Sprich, das durfte an diesem Tag, mit all den Footballern und den Mädels, auf keinen Fall passieren. Ich stehe also oben, blicke aufs Wasser, alle schauen gespannt und zack. Sprung. Eintauchen und Auftauchen. Ein halbwegs perfekter Köpfler, die Menge grölt und applaudiert und ich war stolz auf mich. Nicht weil ich es den anderen bewiesen habe, sondern weil ich es endlich mir selbst beweisen konnte. Den inneren Schweinehund zu überwinden und den Sprung zu wagen kann manchmal etwas Zeit in Anspruch nehmen. Manchmal können andere Menschen uns dabei helfen, uns zu motivieren und das Ungewisse zu erforschen, aber im Endeffekt ist es ein Kampf mit dir selbst. Das Gefühl, dass der 18-jährige Philipp, der McFussl, damals verspürt hat, kann ich noch heute nachfühlen, wenn ich an die Zeit auf der Insel und den Sprung von ganz oben denke. Ich habe in meinem Leben nach diesem einschneidenden Erlebnis noch oft den Sprung gewagt, egal wie die Landung war, der Sprung war es immer wert.

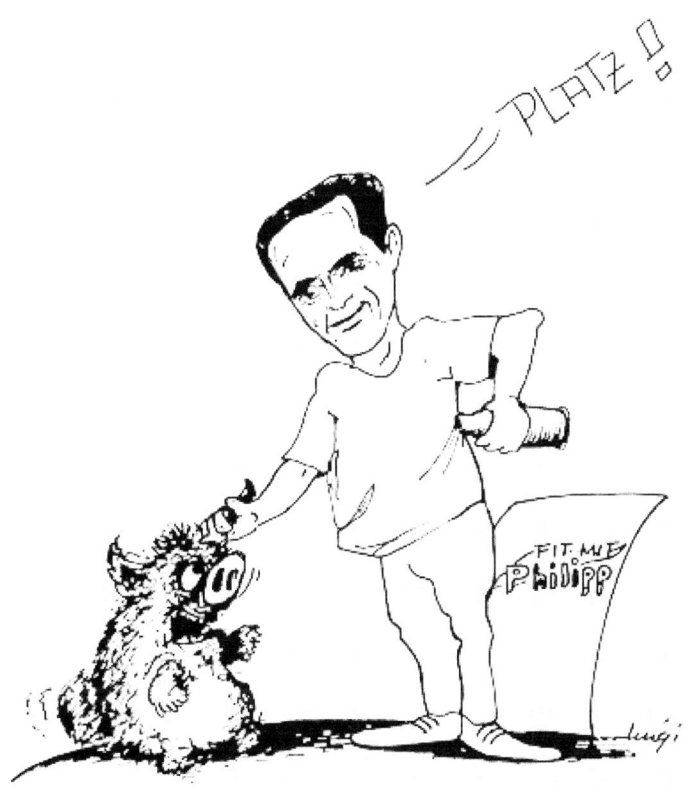

der "INNERE SCHWEINEHUND"

FRANZ-SCHMAL-GEDÄCHTNISÜBUNG

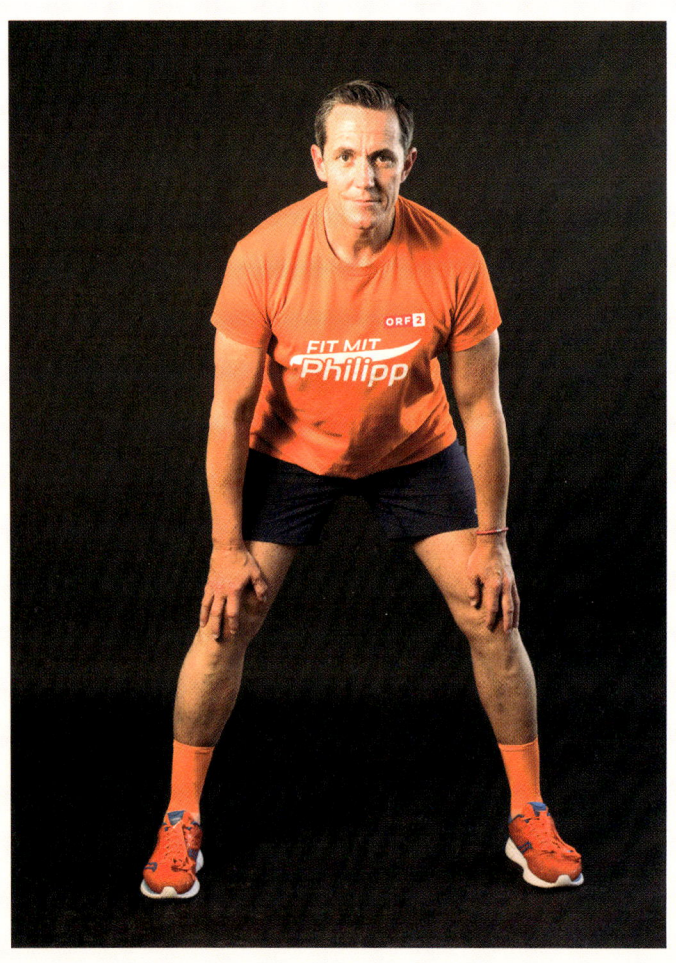

1. Die Franz-Schmal-Gedächtnisübung ist ein Klassiker bei *Fit mit Philipp* und eine schon seit Ewigkeiten bewährte Aufwärmübung. Wir gehen dafür in die leichte Grätsche, Einsteiger können sich auf den Knien abstützen.

Warm up

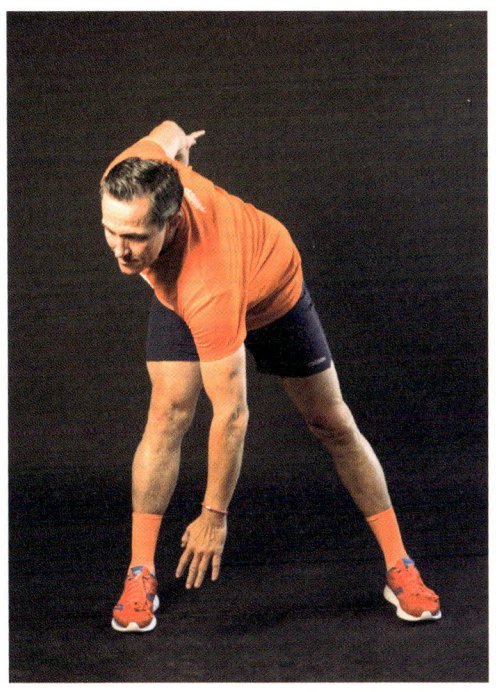

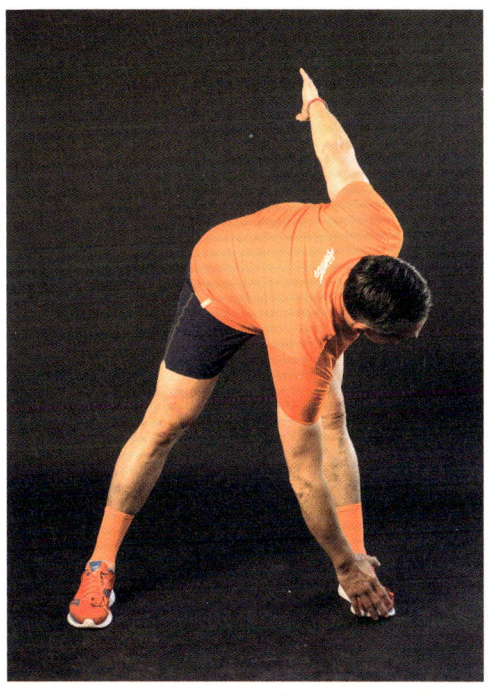

2. Im Anschluss versuchen wir die linke Hand Richtung rechte Zehenspitzen zu bewegen. Anfänger können sich hier ruhig Zeit lassen, Fortgeschrittene und Profis führen diese Übung dynamisch aus und stützen sich dabei nicht ab.

3. Wichtig ist auch hier, sanft zu beginnen und sich Schritt für Schritt in Richtung Zehenspitzen vorzuarbeiten.

DER LANGLÄUFER

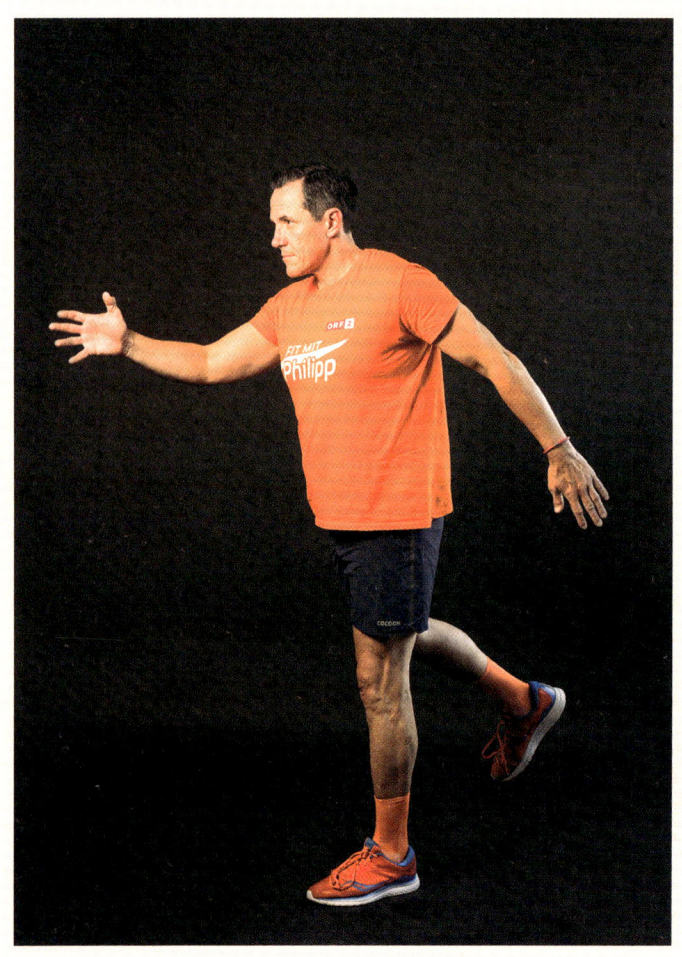

1. Bei dieser Übung simulieren wir die klassische Bewegung auf der Loipe im Trockentraining. Wir positionieren uns im Diagonalschritt, Standbein ist dabei stabilisiert, und führen abwechselnd das linke und rechte Bein nach hinten.

Warm up

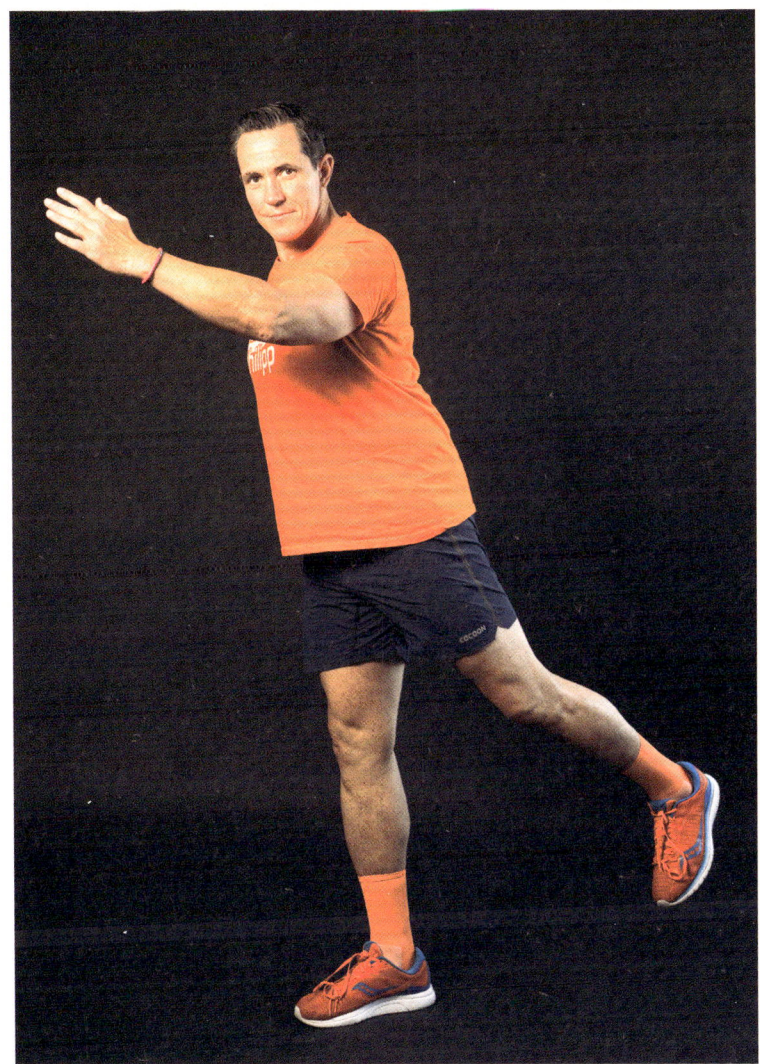

2.   Unsere Arme bewegen wir währenddessen abwechselnd nach vorne. Intensität und Geschwindigkeit ist hier wie bei allen Übungen frei wählbar.

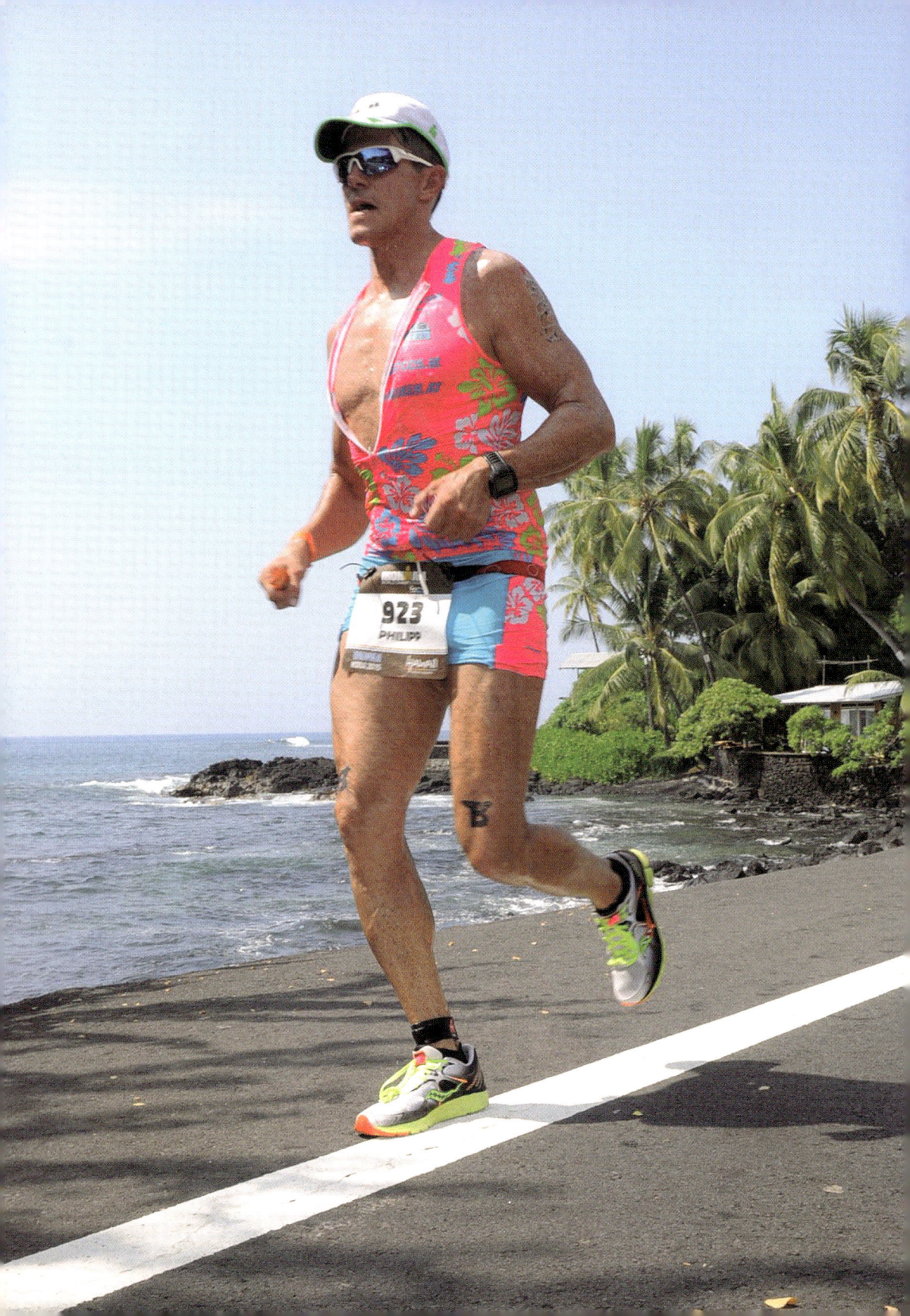

Halte dir deine Ziele vor Augen

Ein Traum vom eisernen Mann unter Palmen

Eines der größten Ziele, das ich neben meiner Karriere beim ORF in meinem Leben bis jetzt verfolgt habe, war wohl der Triathlon auf Hawaii. Das ist nicht irgendein Triathlon. Der *Ironman Hawaii* ist der Triathlon schlechthin, dort hat er seinen Ursprung und jährlich wird dort die Ironman-Weltmeisterschaft ausgetragen. Um teilzunehmen, musst du dich erst einmal qualifizieren.

1985 hat alles angefangen. Ich, damals 17, war beim ersten Wien-Triathlon am Start, mein Papa hat damals noch für mich unterschreiben müssen. Ich erinnere mich noch an die TV-Bilder aus Hawaii, Palmen, Frauen, Menschen, die alles geben und den Sport feiern. Triathleten auf Hawaii? Schon mit 18 wusste ich, irgendwann mache ich einen Ironman. Das heißt 3,8 Kilometer Schwimmen, 180 Kilometer Radfahren und als Draufgabe einen Marathon, also 42,2 Kilometer, laufen. So habe ich die Jahre darauf immer wieder trainiert, habe den Triathlon in Wien ein paar Mal mitgemacht, aber dann die Idee etwas verworfen. Tief in meinem Kopf hatte ich dieses Ziel von Hawaii zwar verankert, da ich mir mein Limit allerdings bis zum 35. Lebensjahr gesetzt habe, hat der junge McFussl auch noch andere Flausen im Kopf gehabt.

Im Jahr 2000 hat meine Schwester einen Triathleten geheiratet. »Jetzt mach ich meinen Ironman«, dachte ich mir dann. Mein Ziel war wieder in den Vordergrund meiner Gedanken gerutscht. Ich habe also wieder begonnen, gezielter zu trainieren und stand im Juli 2001 an der Startlinie des Ironman Austria.

RÜCKSCHLÄGE MUSST DU EINSTECKEN KÖNNEN

Irgendwie hat es seinerzeit nicht sein wollen. Wenn du deine Ziele verfolgen willst, dir das Leben aber immer wieder Steine in den Weg legt, kann dich das schon sehr anzipfen. Mich hat es jedenfalls sehr genervt. Immer wenn ich kurz davorstand, mir eventuell den Traum der Qualifikation zu erfüllen, hat mir irgendwas reingeschissen. Ich entschuldige mich für den Kraftausdruck, aber damals habe ich mich genau so gefühlt. Jahr für Jahr verging und der Traum vom Ironman zwischen Palmen und Vulkanen schien immer weiter in die Ferne zu gleiten. Irgendwie war der Wurm drin. 2003, nachdem mein Vater verstorben ist, habe ich mir beim Jetskifahren das Knie ordentlich bedient. Ich konnte nicht starten. Ein Jahr später, 2004, war ich super drauf, habe mir aber dann in der letzten Radrunde den Meniskus gerissen und musste schweren Herzens bei Kilometer 10 auf der Laufstrecke aufgeben. Nach der Operation habe ich gehofft, endlich wieder in Fahrt zu kommen. Doch dann kam 2005 der Bandscheibenvorfall. Wie es dazu überhaupt gekommen ist und wie mich dieser spezielle Rückfall geprägt hat, darauf werde ich noch eingehen. Du kannst dir aber sicher vorstellen, dass das für jemanden mit einem Ziel vor Augen schon eine zache G'schicht ist.

Gut, Rückschlag hin oder Bandscheibe her. Ich habe nicht aufgegeben. Hawaii war immer noch präsent. Mein Ziel habe ich immer vor Augen gehabt. Ich musste einfach akzeptieren, dass sich der Zeitplan ein wenig ändert, aber um Ziele zu erreichen, musst du eben manchmal auch Umwege machen und das Unvermeidbare oder das Unveränderbare irgendwie akzeptieren.

JAMMERN BRINGT NIX

Ich war schon sehr genervt von den ganzen Wehwehchen, die mir über die Jahre einen Strich durch die Ironman-Rechnung gemacht haben. Jammern und in Selbstmitleid versinken waren aber nie mein Ding. Das bringt auch nix. 2007 hätte ich wieder einen Grund zum Jammern gehabt. Aber diesmal wusste ich, dass ich einfach nur deppert war. Mein Freund, der Gernot, und ich sind über die Eiserne Hand den Kahlenberg mit einer harten Rennradübersetzung raufgefahren. Dreimal. Im Endeffekt habe ich mir damit einen Leistenbruch geholt. Na super. Aber nicht nur ich, sondern auch der Gernot. Dank meiner starken Bauchmuskulatur wurde mir kein Netz eingesetzt, stattdessen konnte die Ärztin den Riss zusammenflicken. Unangenehm ist das schon, vor allem, wenn du aufs Topferl musst, oder dich deine Freunde besuchen und dir nur Blödsinn erzählen, dass du dir das Lachen nicht zurückhalten kannst. Es war unangenehm, es hat richtig wehgetan, aber es hätte auch schlimmer sein können.

ALLES IST MÖGLICH

Aufgeben gibts bei mir nicht. Auch wenn mein Umfeld schon gar nicht mehr daran geglaubt hat, ich wusste, es wird passieren. Viele Menschen geben auf, wenn ihnen zu viele Steine in den Weg gelegt werden. Mich motiviert das. Der eine würde sagen »es soll halt nicht sein«, ich sage »jetzt erst recht«.

2014 hat alles gepasst. Ich war fit, hatte eine verletzungsfreie Vorbereitung und war guter Dinge. Die Hawaii-Qualifikation sollte möglich sein. Jedoch braucht es dazu ein Top-Ergebnis, denn es gibt pro Altersklasse nur eine gewisse Anzahl an Slots. Kurz zur Erklärung: Insgesamt sind es rund fünfzig pro Rennen, die je nach Teilnehmern und Teilnehmerinnen in den einzelnen Klassen aufgeteilt werden. Bei mir musste also eine Top-5-Platzierung her. Ich habe mich für das Rennen in Florida entschieden. Im Sport musst du zwar Leistung erbringen, aber du musst manchmal auch taktisch vorgehen. Ich wusste, dass ich in Florida meine Stärken am Rad ausspielen kann. Die Strecke dort ist sehr flach, perfekt für mich, bin ich ja nicht gerade ein Leichtgewicht, wie manch anderer Triathlet. Mein Plan sollte aufgehen. Ich schaffte die Quali als Fünfter in meiner Altersklasse. Endlich Hawaii. 2015 war es dann so weit. Ich war zwar schon 47, also doch ein paar Jahre älter als eigentlich geplant, aber ich habe es geschafft und war unglaublich stolz auf mich. Das Gefühl, endlich bei dem Triathlon der Ironman-WM in Kona starten zu dürfen, mit den Besten der Welt gemeinsam, erschien mir wie eine Ehre und Belohnung dafür, dass ich all die Jahre mein Ziel nie aus den Augen verloren habe.

Alles ist möglich. Wenn du nur daran glaubst und den Fokus auf deine Ziele setzt, dann bin ich mir sicher, dass alles möglich ist. Der Glaube kann Berge versetzen. Du kannst alles schaffen, wenn du es dir nur immer wieder vor Augen hältst, du an dich und an dein Können glaubst. Als ich im 2014er-Jahr für Florida trainiert habe, habe ich mir oftmals beim Lauftraining, vor allem dann, wenn's so richtig weh tat, immer wieder selber gesagt: »Gemma, beiß, du willst nach Hawaii!« Ich habe die Palmen und das türkisblaue Meer Hawaiis gesehen und wusste: Da will ich hin. Du musst Dinge leben, als wären sie schon Tatsache. Wir sind die Regisseure unseres eigenen Films. Wir sind selbst verantwortlich für diesen Film, nicht irgendjemand anderes. Versuche, dir jeden Tag etwas Positives vorzustellen, auch wenn gerade alles schiefgeht. Fällst du in ein Loch, hast du mit Rückschlägen zu kämpfen, dann ist das völlig okay, irgendwann musst du aber sagen »hey!«, und weitermachen. Ich weiß, wie es ist. Ich weiß, wie es ist, ganz oben zu sein, ich weiß aber auch sehr gut, wie es ist, ganz unten zu sein. Wenn du ganz unten bist, dann geht es wieder rauf. So ist das im Leben, es geht nie linear nach oben. So wie du Erfolge feiern wirst, wirst du auch Niederlagen akzeptieren müssen. Diese machen dich nur stärker und gehören zu deinem Weg! Lass dich also von Steinen, die dir das Leben in den Weg legt, nicht unterkriegen. Halte an deinen Zielen fest, motiviere dich selbst und denk immer an dieses Gefühl, welches nach einem Erfolg einsetzt. Ich denke immer an dieses Gefühl nach der Bewegung, nach dem Sport. Diese Genugtuung. Dieses schöne Gefühl nach der Anstrengung. Das ist meine Motivation. »JA, ich will dieses Gefühl wieder haben!« Und da ist es egal, ob es um einen Triathlon, einen Spaziergang oder ums Krafttraining geht. Das, was du dir vor Augen führen musst, ist das gute Gefühl danach und die tiefe Überzeugung, dass du es irgendwann schaffen kannst. Bei mir hat es auch ein paar Jährchen länger als einst erwartet gedauert, wichtig ist jedoch, dass das Ziel bestehen bleibt und nicht irgendwann in eine Schublade der nie in Erfüllung gegangenen Träume gepackt wird. Glaube an dich und deine Träume, bleib dran, auch wenn einige sagen, das wird nie was. Dann wird auch dein Tag kommen!

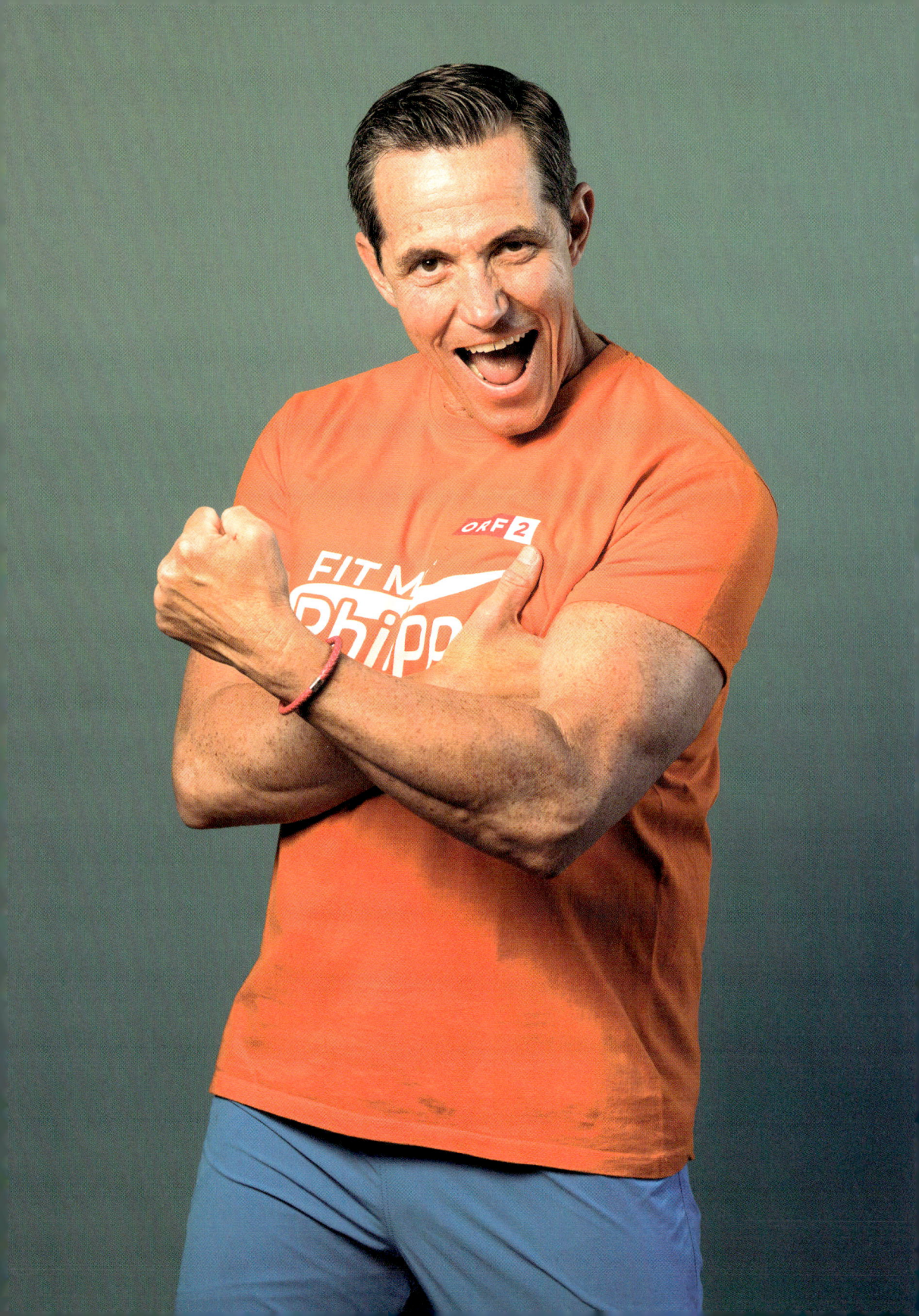

Kräftigung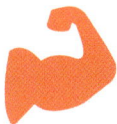

Die Basis ist Kraft. Trainiert wird mit eigenem Körpergewicht im Kinder- und Jugendalter, später auch gerne gezielt mit Zusatzgewichten und eventuell mit Therabändern. Ziel ist es, dem Abbau der Muskulatur entgegenzusteuern, der schon ab dem dreißigsten Lebensjahr beginnt. Das ist wichtig, um Osteoporose vorzubeugen, denn durch die Kräftigung stärken wir auch unsere Knochen. Bei *Fit mit Philipp* bieten wir für fast alle Übungen Varianten für Einsteiger, Fortgeschrittene und Profis an, aber gerade beim Kräftigen ist es uns ein großes Anliegen, nicht zu übertreiben und damit die Muskulatur zu überfordern. Hier ein paar Klassiker aus unserem Programm.

SECHS BIS HALB ZWÖLF

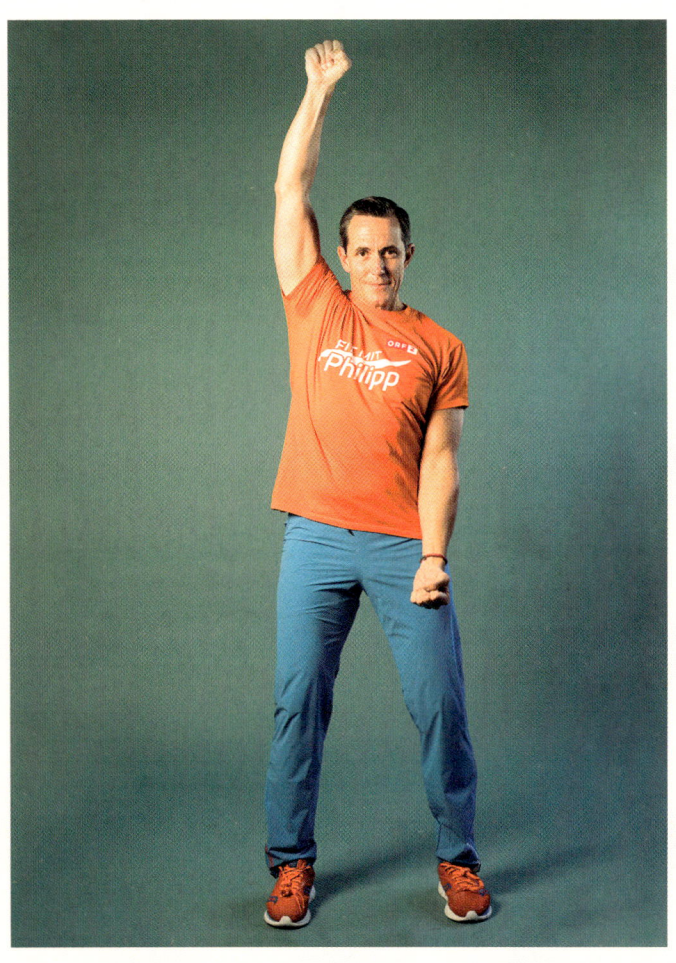

1. Für diese Übung stellen wir uns zunächst ein imaginäres Rad vor. Diese Kräftigungsübung stärkt nicht nur die Arme, durch Anspannung der Beine und des Bauches wird auch der restliche Körper beansprucht.

Kräftigung

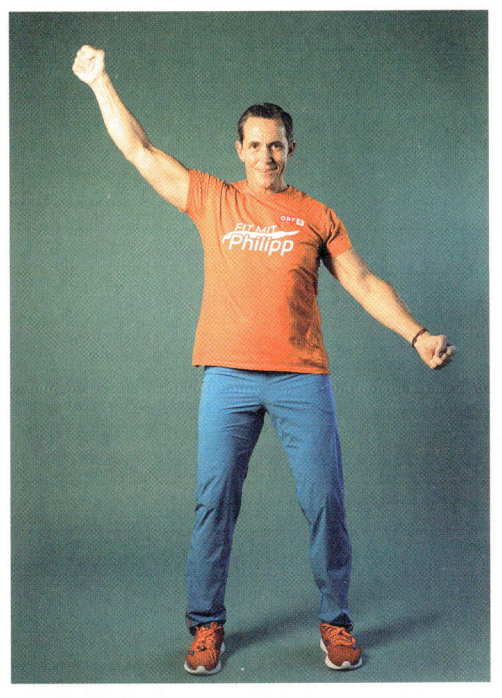

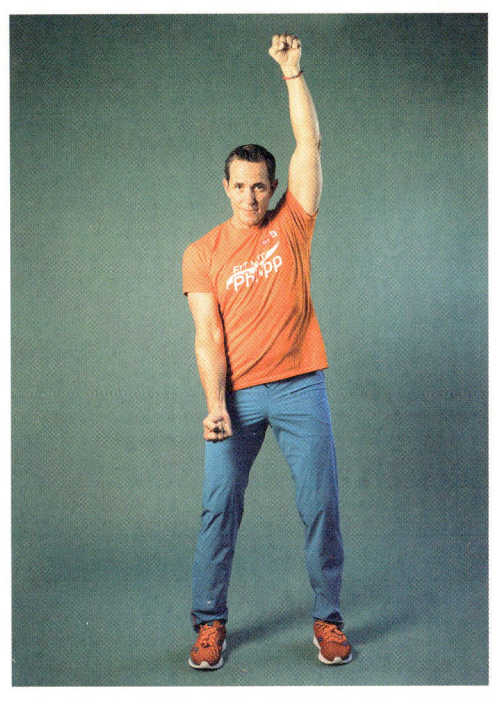

2. Ausgangsposition ist ein hüftschulterbreiter Stand, so dass wir uns wohlfühlen. Wir stellen uns vor, wir greifen unser Rad auf der 12- und auf der 6-Uhr-Position an. Nun drehen wir dieses Rad in die die eine und dann in die andere Richtung und versuchen dabei, den Widerstand selbst zu erhöhen.

3. Das heißt, wir stellen uns vor, das Rad lässt sich immer schwerer drehen, bis hin zur vollen Anspannung von Beinen und Bauch. Ziel ist es, am Ende der Übung das Rad mit aller Kraft zu drehen.

AUSFALLSCHRITT

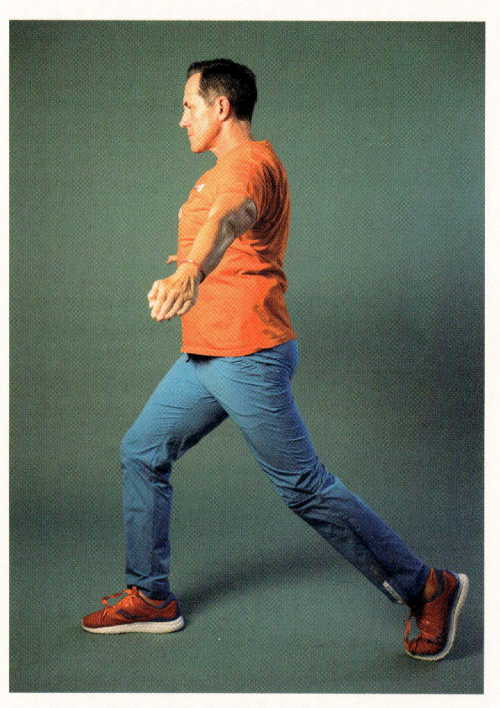 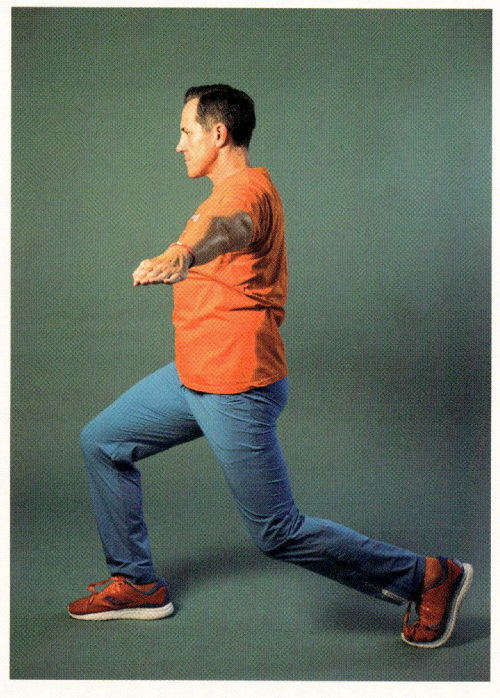

1. Mit dem Ausfallschritt erzielen wir eine Kräftigung der Oberschenkel- und Gesäßmuskulatur. Für die Ausgangsposition steigen wir mit einem Bein nach vorne, das andere Bein ist nach hinten gestreckt, abgestützt auf den Zehenballen.

2. Jetzt das Gesäß senken, dann wieder aufrichten. Die Arme können wir wie am Foto zum Stabilisieren zur Seite strecken, oder aber auch nach unten hängen lassen und beispielsweise Gewichte halten. Wir beginnen mit kleinen Bewegungsgrößen, je nach körperlicher Verfassung können wir tiefer in die Knie gehen.

KRÄFTIGUNG WADE

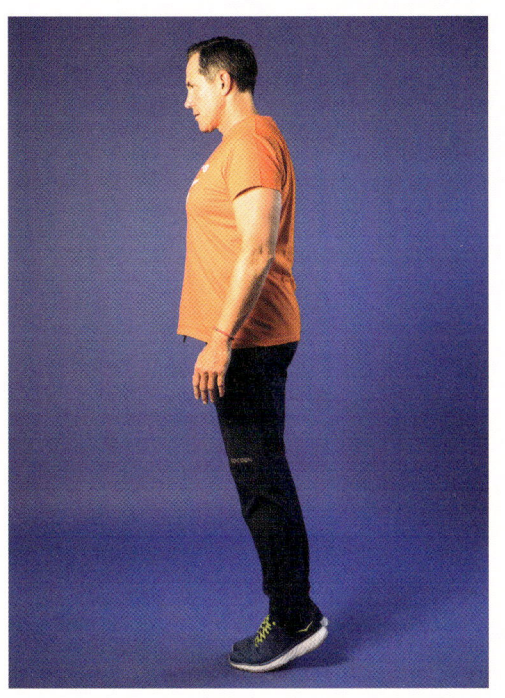
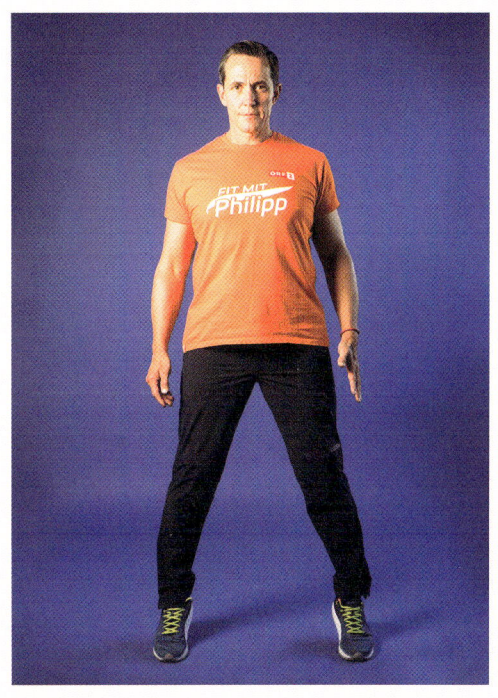

1. Wir stellen die Beine Knöchel an Knöchel aneinander und drücken dann über die Fußballen die Fersen nach oben. Danach senken wir diese wieder und versuchen dabei, mit den Fersen den Boden nicht zu berühren. Wir wiederholen diese Übung 5-10 Mal.

2. Auch in der leichten und anschließend in der breiten Grätsche machen wir 5-10 Wiederholungen. Die Variationen dienen der Kräftigung von verschiedenen Muskelketten.

KNIEBEUGE, BAUCH

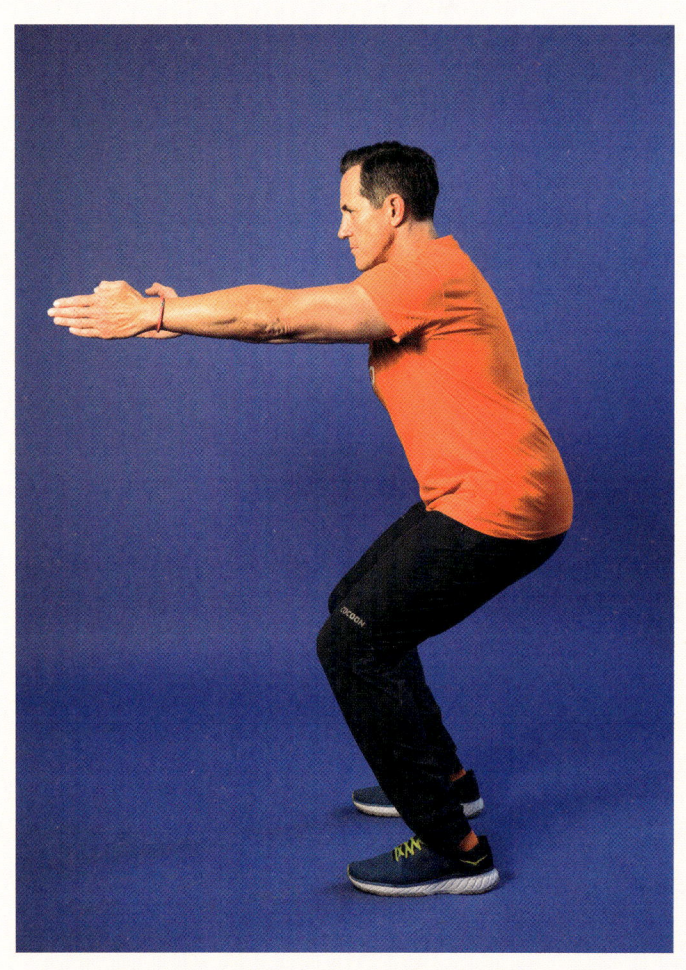

1. Wir starten im schulterbreiten Stand, die Zehenspitzen zeigen nach vorne. Jetzt versuchen wir, so weit wie möglich unser Gesäß zu senken und schieben es danach wieder nach oben.

Kräftigung

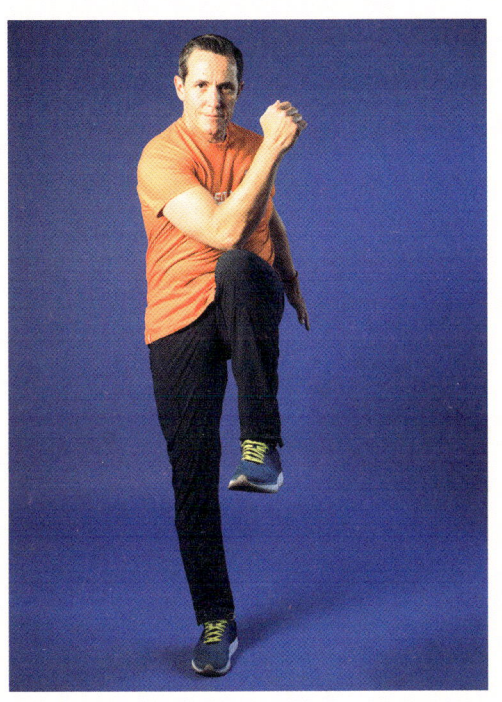
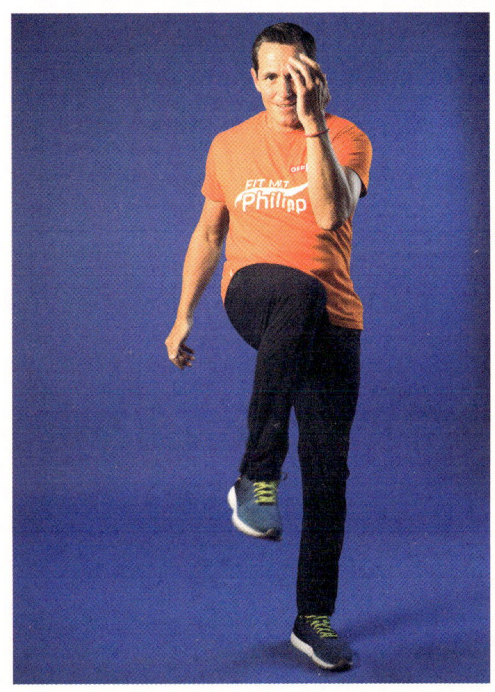

2. Wir achten auf einen geraden Rücken. Anschließend bewegen wir das rechte Knie und den linken Ellbogen zueinander und umgekehrt.

3. Wiederholungen und Intensität nach Belieben! Ziel ist die Kräftigung der Oberschenkel und der schrägen Bauchmuskulatur.

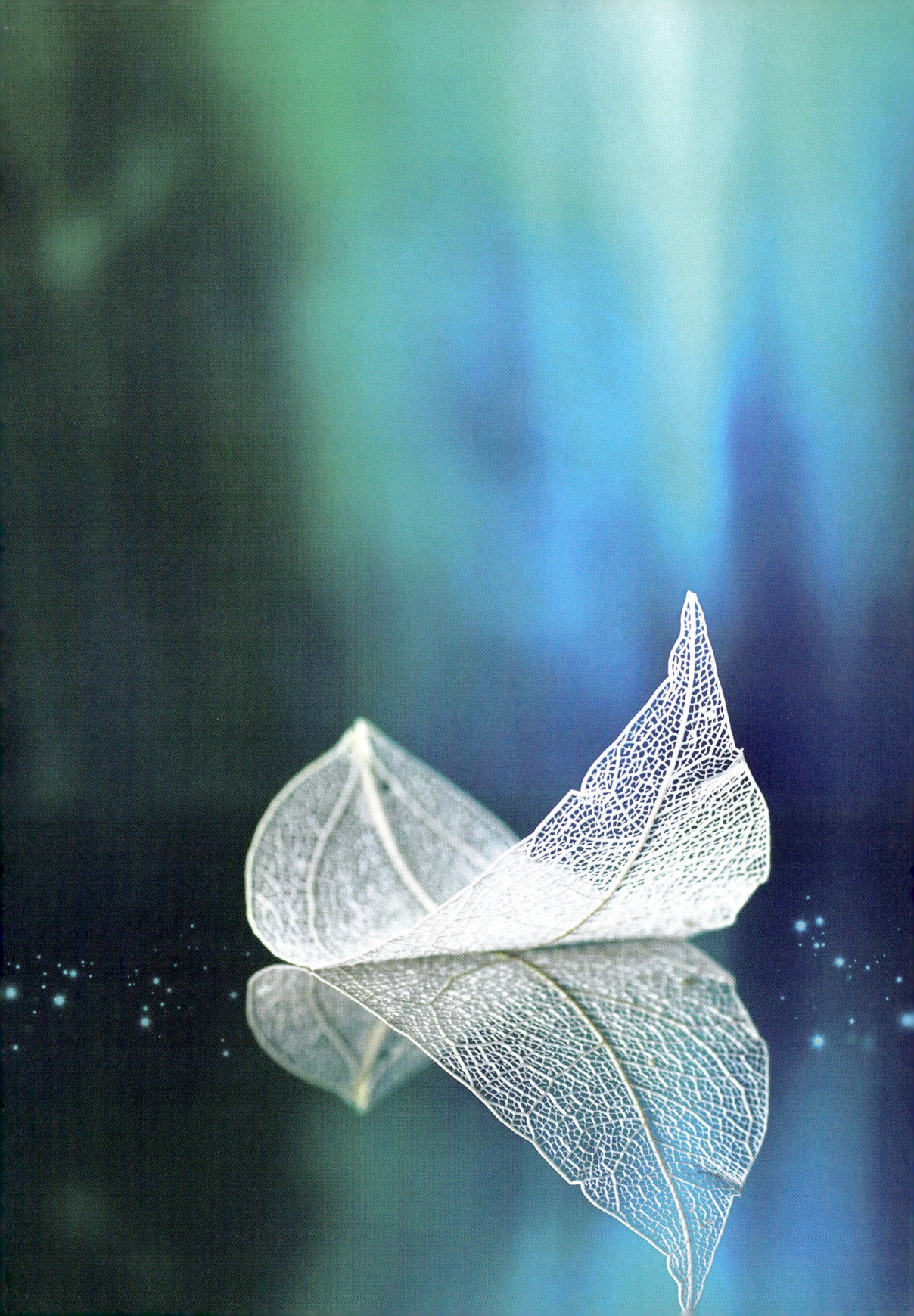

Kenne deine Schwächen

Zwei Rückschläge, die Erkenntnisse mit sich brachten

Ich habe gerade im Motorradverkauf gearbeitet, einer meiner unzähligen Jobs, die mich letzten Endes dahin gebracht haben, wo ich heute bin. Ich stelle ein Motorrad um und spüre plötzlich, dass sich mein linker Fuß irgendwie schwächer als der rechte anfühlt. Ich habe das allerdings gekonnt ignoriert, was mir noch zum Verhängnis werden sollte.

Im Jahr 2005 bin ich mit meiner Freundin im Wiener Eislaufverein. Ich bin ein relativ guter Eisläufer, fühle mich auf dem Eis wohl, aber auf einmal ist nix mehr gegangen. »Das gibt's doch nicht«, habe ich mir gedacht. Dann der Sturz, ZACK, und ich konnte nicht mehr aufstehen. Nach ein paar Minuten hab ich es dann doch irgendwie hochgeschafft. Einige Wochen später, wir passen mit einem Fußball im Hof hin und her, lässt plötzlich das linke Bein aus und ich liege am Boden. Das bisherige Ziehen im unteren Rücken entwickelt sich zu einer schmerzhaften Angelegenheit, die ich jetzt nicht mehr ignorieren kann. Ich rufe meinen Freund und Sporttherapeuten Thomas Schmal an, der zunächst auf den Ischiasnerv tippt, mir jedoch empfiehlt, doch ein Röntgen zu machen. Gesagt getan, kontaktiere ich auf Empfehlung den Liederer Toni, nicht nur ein Arzt, sondern selber einmal Triathlet.

Die Röntgenbilder zeigen einen Bandscheibenvorfall im Bereich LW3 und LW4 an.

Toni ist der Meinung, wir probieren es auf die konservative Art ohne OP. Dazu muss ich aber für zehn bis 14 Tage ins

Krankenhaus. Okay, das machen wir. Da ich jedoch zu dieser Zeit gerade bei PulsTV gearbeitet und ein tägliches Format produziert habe, konnte und wollte ich nicht weg, bevor wir nicht alles vorproduziert hatten. Also bin ich gesessen am Schneideraum, kein Schmerztabletterl hat mehr geholfen, und habe irgendwie durchgebissen, bis wir fertig waren und ich ruhigen Gewissens ins Spital gehen konnte.

Es waren also die Bandscheiben. Der Schmerz, dieses instabile Gefühl, das ich schon damals im Motorrad-Shop wahrgenommen habe, konnte ich jetzt leider nicht mehr ignorieren. Operieren kam allerdings für mich nicht infrage, so lang es sich vermeiden lässt, tue ich alles in meiner Kraft Stehende, um auch ohne Skalpell wieder auf die Beine zu kommen. Das heißt? Üben, üben, üben. Jeden Tag mit den Physiotherapeuten und dann selbstständig am Zimmer. Der Fokus war voll auf die Heilung gerichtet, Tag für Tag habe ich trainiert. Toni zeigte mir auch einige Stabilisationsübungen, die ich bisher sträflicherweise vernachlässigt habe. Nur Schwimmen, Radfahren und Laufen ist zu wenig, es braucht wesentlich mehr, vor allem die Rumpfkräftigung, die Kraft aus der Mitte, und das gilt nicht nur für Sportler, sondern für uns alle! Die Bandscheiben sind also eine Schwäche von mir, das habe ich akzeptiert und mache seit damals bis heute regelmäßig meine Übungen. Fazit: Ich konnte eine Operation abwenden und bin bis heute von einem weiteren Bandscheibenvorfall verschont geblieben! Was heißt das für uns: Wir können durch Bewegung sehr wohl viel zum Positiven verändern, auf ein besseres körperliches, geistiges, mentales Wohlbefinden hinarbeiten. Wir stärken unsere Muskeln, Knochen, Organe und auch unsere Psyche. Wichtig ist die Regelmäßigkeit!

BABY-STEPS

Klar hätte ich mich operieren lassen können, und ich wäre vielleicht wieder schneller fit geworden, aber das war für mich die letzte Alternative. Wichtig ist, wir müssen unserem Körper die Zeit geben, die er braucht, um zu heilen, um sich zu regenerieren und mit kleinen Schritten, Baby-Steps, wieder zu alter Kraft zu gelangen. Als ich die Bänder des Slingshot-Trainers sah, musste ich lachen. »Na, Kinderübungen?«, rief ich dem Physiotherapeuten zu. Schnell merkte ich, dass diese Kinderübungen gar keinen Spaß machten und richtig an die Substanz gingen. »Egal, ich schaff das, ich brauch keine Operation«, hielt ich mir immer wieder vor Augen.

STABIL DANK RÜCKSCHLAG

Mithilfe von Infusionen, Physiotherapie und Krafttraining habe ich wieder zu meiner ursprünglichen Verfassung zurückgefunden. Vor allem aber den Stabi-Übungen verdanke ich meine

Genesung und den Erhalt meiner Bandscheiben. Mit den Stabilisationsübungen habe ich 2005, direkt nach dem Bandscheibenvorfall, begonnen. 17 Jahre später, also heute, mache ich sie noch immer. Mindestens einmal die Woche, immer wieder aber auch öfter. Könnte ich in der Zeit zurückgehen, hätte ich schon viel früher damit angefangen.

Auch dir zeig ich, wie du richtig stabil wirst. Glaub mir, dir wirds im täglichen Leben viel besser gehen. Du bist stabiler, aufrechter, einfach besser!

NIEMAND IST UNZERSTÖRBAR

Ich habe ja immer geglaubt, ich bin der Unzerstörbare. Das Leben hat mir aber dann eine Watsch'n verpasst und ich lag am Boden. Alles hat 2009 angefangen. Nach einem Unfall musste ich an der Schulter operiert werden, resultierend aus der Narkose litt ich plötzlich unter Panikattacken. Früher hätte ich mir das nie vorstellen können, aber plötzlich war ich selbst damit konfrontiert. Es war schlimm für mich, vom einen auf den anderen Moment hat mir mein Unterbewusstsein einen Streich gespielt. Ich dachte, ich müsste sterben, ich hätte einen Herzinfarkt, nicht nur einmal habe ich die Rettung gerufen, die mich ins Spital brachte und wo nach sämtlichen Checks organisch alles okay war. Zwei Jahre später, 2011, hatte ich einen bösen Fahrradsturz auf Lanzarote. Serienrippenbruch, Schlüsselbein und Schulterblatt gebrochen und die Lunge war verkleinert. Nach erfolgreichem Heimtransport und Operation durch den Arzt meines Vertrauens, Paul Stampfl, der mich ein weiteres Mal durch den Einsatz von Edelmetall zum Terminator gemacht hat, bin ich nach einem dreiwöchigen Spitalsaufenthalt nach Hause entlassen worden. Mit Paul verbindet mich mittlerweile eine freundschaftliche Beziehung, hat er nicht nur Schlüsselbein und Schulter bei mir operiert, sondern auch meinen Meniskus genäht. Das eine war das Körperliche, zwei Stöcke Stiegensteigen nach dem Eingriff und ich musste mich eine Stunde niederlegen, das andere war das Psychische. Drei Monate nach dem Sturz wurde es richtig schlimm, ich habe wieder gearbeitet, nur ich war nicht mehr ich. Ich stand voll neben mir, wenn ich mit einem Kunden sprach, hatte ich das Gefühl, ich schau durch ihn oder sie durch, ich war komplett aus dem Lot. Habe ohne Grund geweint und dachte, ich drehe durch. Am liebsten hätte ich gesagt: »Bitte holts eine Zwangsjacke, bringt mich hier raus und helft mir.« Zu diesem Zeitpunkt konnte ich zum ersten Mal meinen lieben Bekannten, den Thomas, verstehen, der sich leider vor vielen Jahren das Leben genommen hat.

Ich wusste, dass irgendetwas mit mir nicht stimmt und ich dringend Hilfe brauche. So rief ich wieder einmal Paul an, der gleich einen Termin mit Dr. Zifko machte. Beim Gespräch fragte er, wann ich kommen wolle. Ich sagte: »Ich bleib gleich da.«

Ich wurde komplett durchgecheckt, von Kopf bis Fuß, um alles Organische auszuschließen, was auch so war. Jedoch hatte ich eine schwere Depression.

DER KRUG, DER Z'OFT ZUM BRUNNEN GEHT, DER ZERBRICHT

Ich habe immer geglaubt, ich kann alles, ich schaff alles, mir wird nix passieren. Irgendwann war aber auch mir alles zu viel. Privater Stress, Leistungsdruck und dann noch die Unfälle haben dazu geführt, dass meine Kräfte bei null angelangt waren. Eine gute Freundin hat mir eine Trauma-Therapeutin empfohlen. Ich war zu diesem Zeitpunkt bereits ein halbes Jahr in Therapie, habe keine großen Fortschritte wahrgenommen und den Ratschlag meiner Freundin angenommen. Melanie, so heißt meine Therapeutin, hat mir erst gezeigt, was Therapie bedeutet, wie schwer, aber auch wie wirkungsvoll sie sein kann. In den 45 Minuten mit ihr hatte ich nie auch nur irgendwie die Chance, auszuweichen. Ich habe jedes Mal geweint, oft geschrien, manchmal sogar den Styropor-Körper gehauen, den sie mir gegeben hat. Ich habe Erlebnisse aus meiner Kindheit aufgearbeitet, die ich schon längst vergessen oder verdrängt hatte. Ich wusste, ich will nicht so weitermachen. Aber glaub mir, die Therapie war unglaublich anstrengend. Es tut weh, in verdrängten

Erinnerungen zu graben und alte Wunden aufzureißen. Es kostet Energie und verlangt sowohl Stärke als auch Durchhaltevermögen. Ziehst du es aber durch, dann profitierst du schlussendlich davon.

Der Sturz und die Depression, all die Rückschläge, die mich letztendlich zerbrochen haben, haben mir die Chance gegeben, mein Leben aufzuarbeiten. Ich habe mich nicht nur dem, was mich im Moment belastet hat, gestellt, sondern habe alte Traumata und verdrängte Erinnerungen verarbeitet und so meinen Gesamtzustand um ein Vielfaches verbessert. Ende letzten Jahres hat mir Melanie Folgendes gesagt: »Philipp, wir san' fertig«. Ich habe geweint und zu ihr gesagt, sie könne mich nicht allein lassen. Jetzt treffen wir uns alle sechs Wochen zum »Coaching«.

Meine Schwächen kenne ich. Der untere Rücken war schon immer einer meiner Schwachpunkte. Meine Psyche ist fragil, aber auch das musste ich erst einmal realisieren und vor allem akzeptieren. Sowohl die körperlichen als auch die psychischen Schwächen und Rückschläge waren ziemlich zach. Sie verlangten mir viel Energie und Kraft ab und manchmal war ich kurz vorm Aufgeben. Aber ich habe gelernt, dass auch die schlimmsten Zeiten im Leben Positives mit sich bringen können. Sie liefern uns Erkenntnisse über Schwächen und Erkenntnisse darüber, wie wir diesen Schwächen entgegentreten können. Schwächen gilt es auszumerzen und Stärken gilt es nicht zu vergessen. Meinen Körper habe ich jedenfalls 2005 noch einmal neu kennengelernt, meine Psyche ein paar Jahre später. Seitdem schreite ich mit mehr Stabilität durchs Leben. Ein tolles Gefühl.

SCHULTERDRÜCKEN

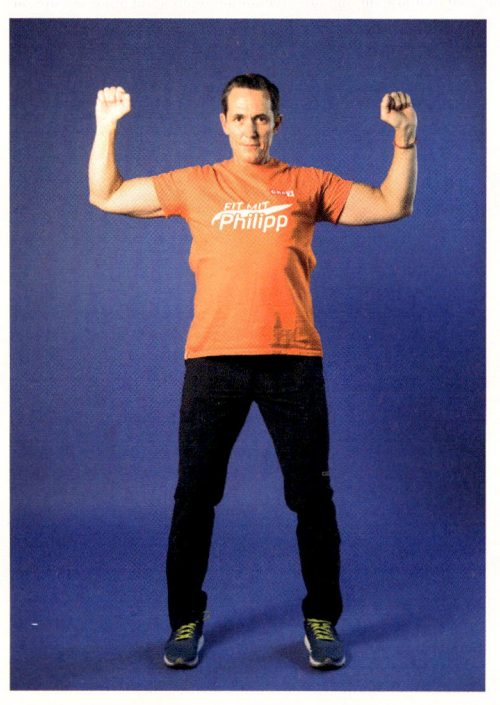 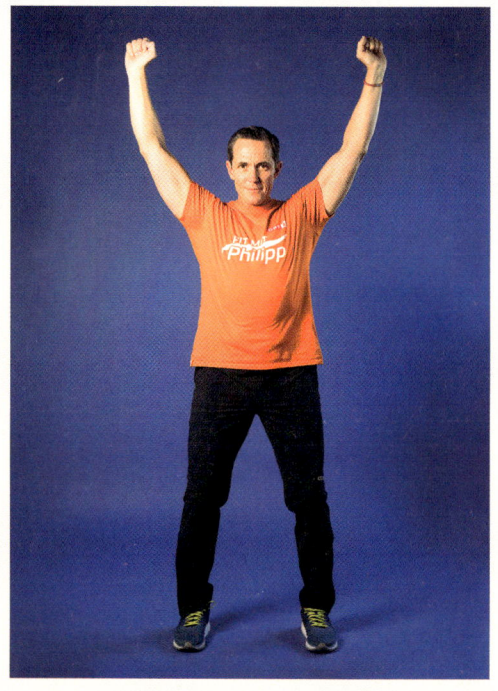

1. Diese Übung dient der Kräftigung der Schultermuskulatur. Ausgangsposition ist der schulterbreite Stand. Wir bewegen die Arme seitlich am Körper vorbei und halten sie im rechten Winkel neben unserem Kopf, so, als würden wir gleich ein Gewicht stemmen.

2. Anschließend bewegen wir uns in die »Hände hoch«-Position, wir drücken unser »Gewicht« nach oben und bewegen uns dann wieder in die Ausgangsposition. Wir können selbst den Widerstand erhöhen oder kleine Hanteln und Wasserflaschen als Gewichte verwenden.

Kräftigung

DIE ABFAHRTSHOCKE

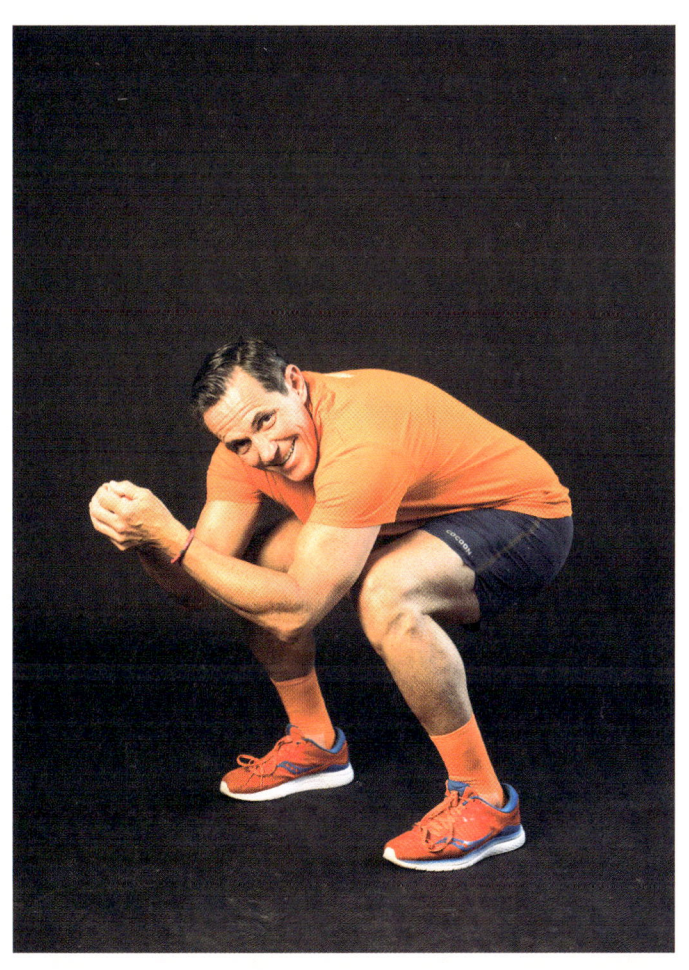

1. Der Freitagsklassiker im Winter. Dauer beliebig, je nach Trainingszustand und darauf aufbauend nach oben steigern. P.s.: Es darf ruhig ein bisserl brennen in den Schenkeln.

RÜCKEN KRÄFTIGEN

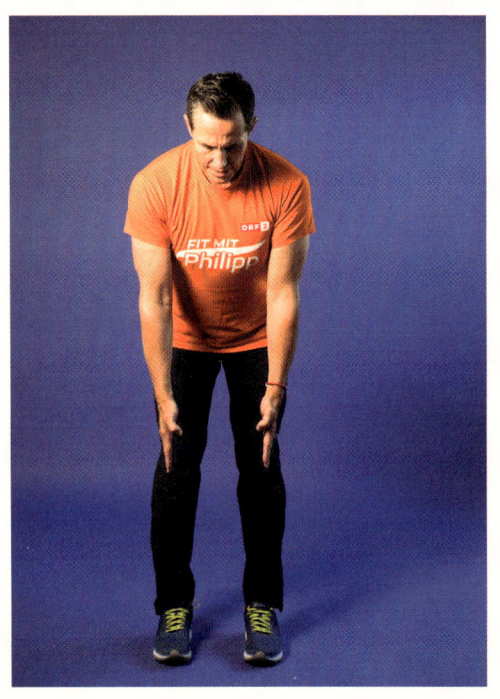 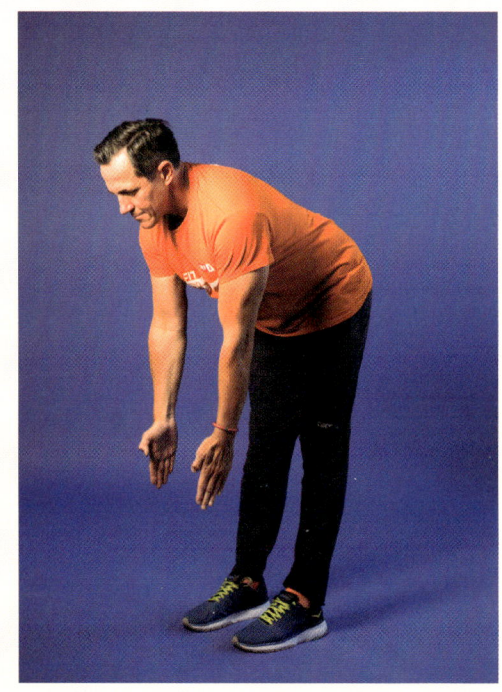

1. Hüftbreiter Stand, Arme hängen nach unten.

2. Jetzt neigen wir unseren Oberkörper so gut es geht nach vorne, der Bauchnabel zieht zur Wirbelsäule.

Kräftigung

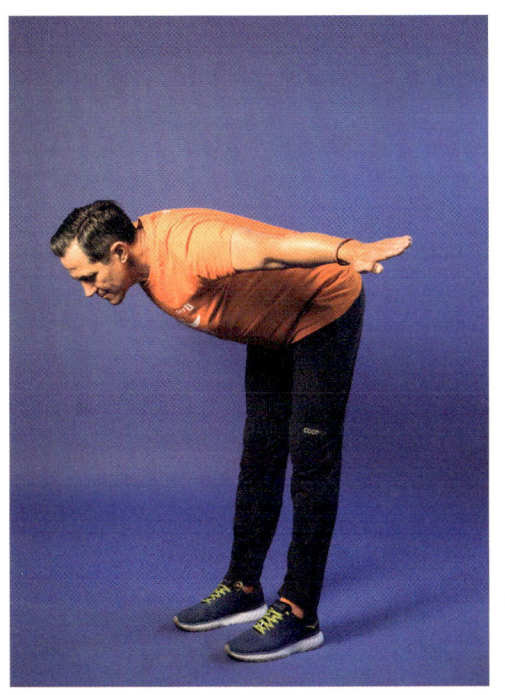
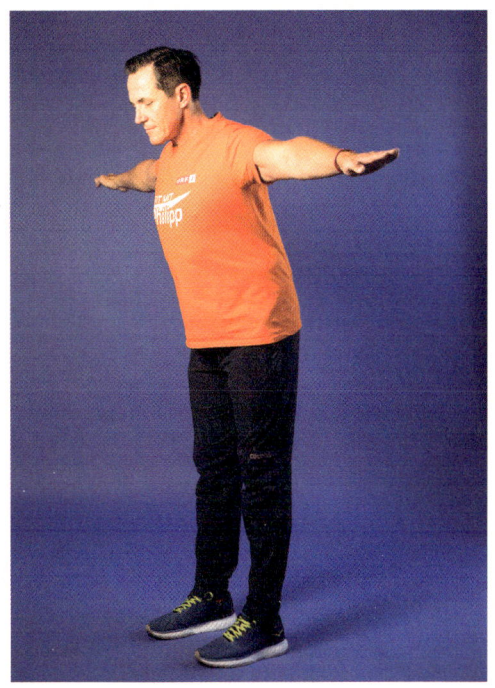

3. Dann heben wir die Arme seitlich an, sodass sie im rechten Winkel neben uns schweben.

4. Nun richten wir uns wieder auf. Im Anschluss wird das Ganze wiederholt. Wir neigen uns wieder nach vorne, bewegen die Arme nach unten und richten uns wieder auf.

SUPERMAN AIR

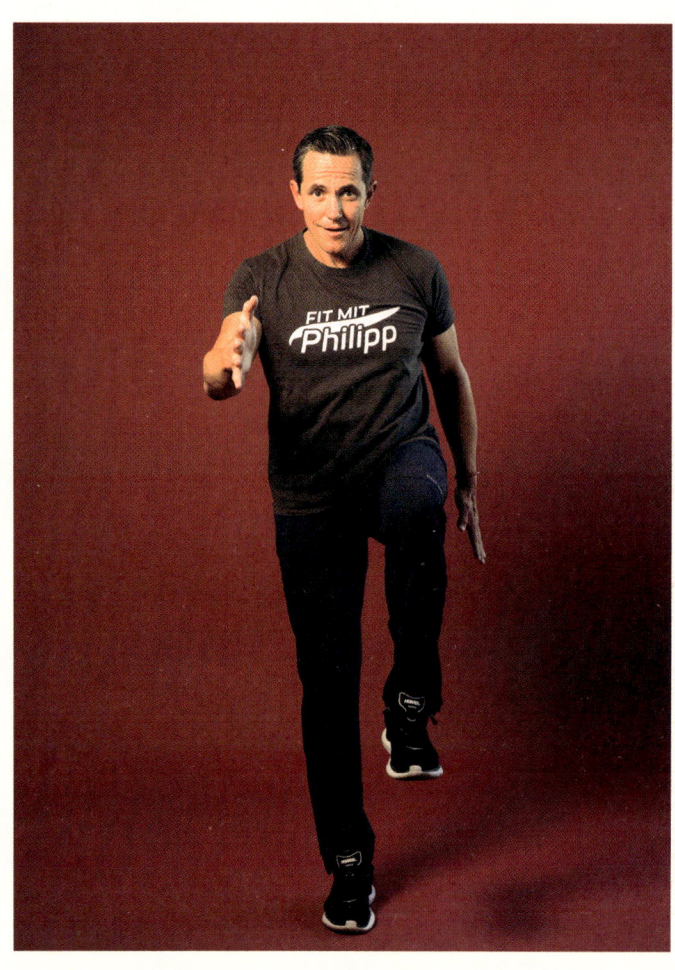

1. Mit dem Superman kräftigen wir unseren Oberkörper und in der Profivariante den ganzen Körper, das Gleichgewicht und die Stabilität in der Körpermitte. In der Ausgangsposition sind die Beine leicht gebeugt, der Oberkörper etwas nach vorne geneigt. Wir halten Körperspannung ein, der Bauchnabel zieht Richtung Wirbelsäule und die Arme hängen nach unten.

Kräftigung

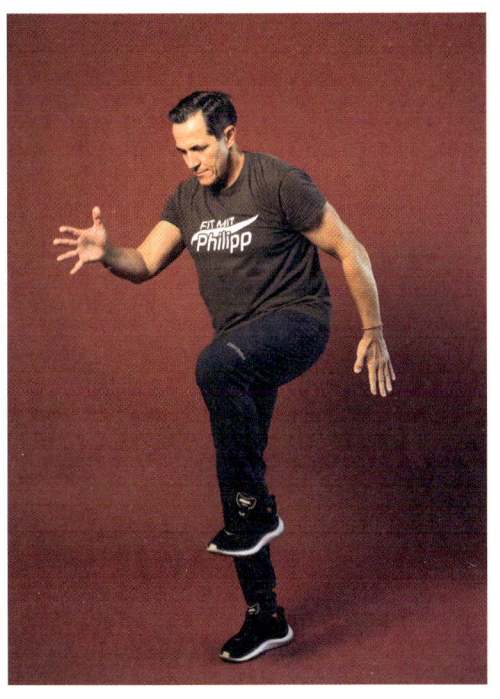
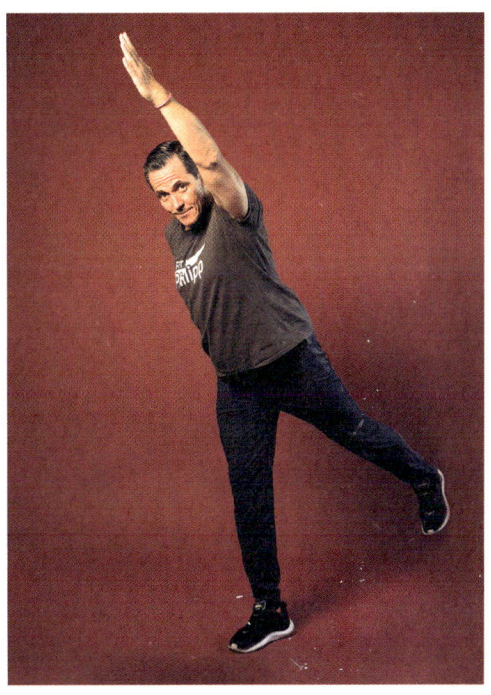

2. Nun bewegen wir einen Arm nach vorne, den anderen nach hinten. Fortgeschrittene können es einbeinig versuchen, dazu das Standbein gut verwurzeln. Sollte es zu sehr wackeln, besteht immer die Möglichkeit, sich mit den Zehenspitzen abzustützen.

3. Bei der Profivariante zieht das linke Knie und die rechte Hand oder umgekehrt nach oben und jetzt strecken wir beide nach hinten und die andere Hand kommt nach vorne. 5-10 Mal wiederholen, dann das Standbein wechseln.

AUSFALLSCHRITT BAGGER

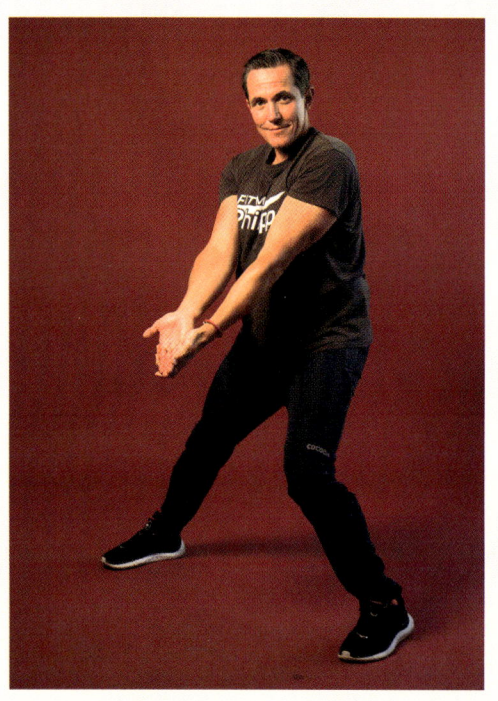 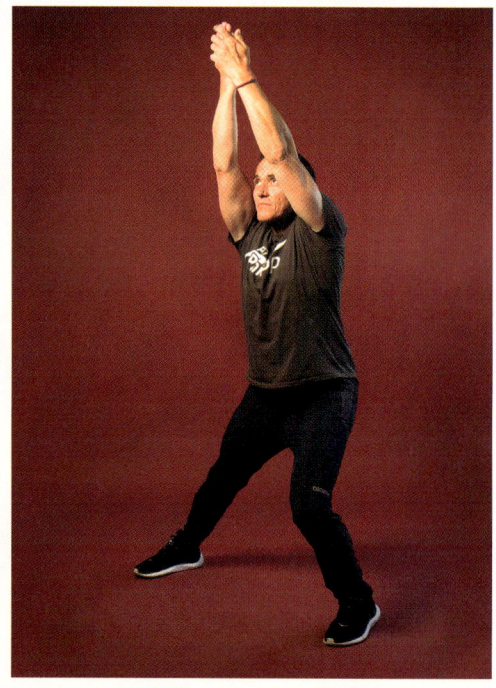

1. Wir begeben uns in den seitlichen Ausfallschritt, steigen also mit einem Bein zur Seite. Die Arme sind nach unten gestreckt, wir legen den Handrücken in die Handfläche der anderen Hand.

2. Wir ziehen mit den Armen nach oben, als ob wir einen Volleyball zurückspielen würden. Wir steigen mit dem Bein zurück und führen die Übung in die andere Richtung aus.

Kräftigung

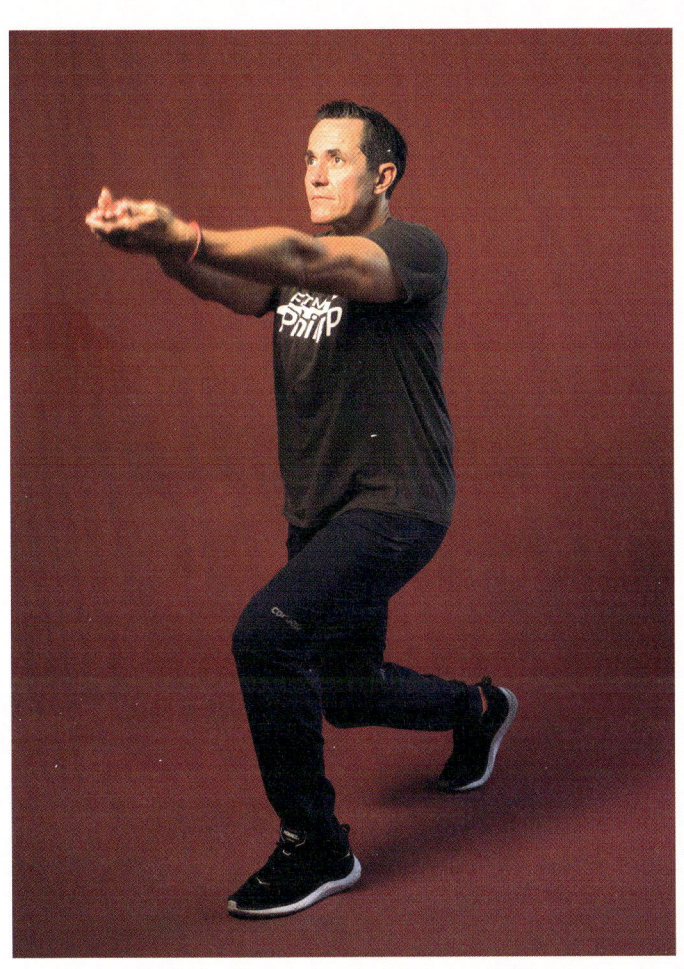

3. Die gleiche Übung führen wir jetzt auch abwechselnd mit dem Ausfallschritt nach vorne durch.

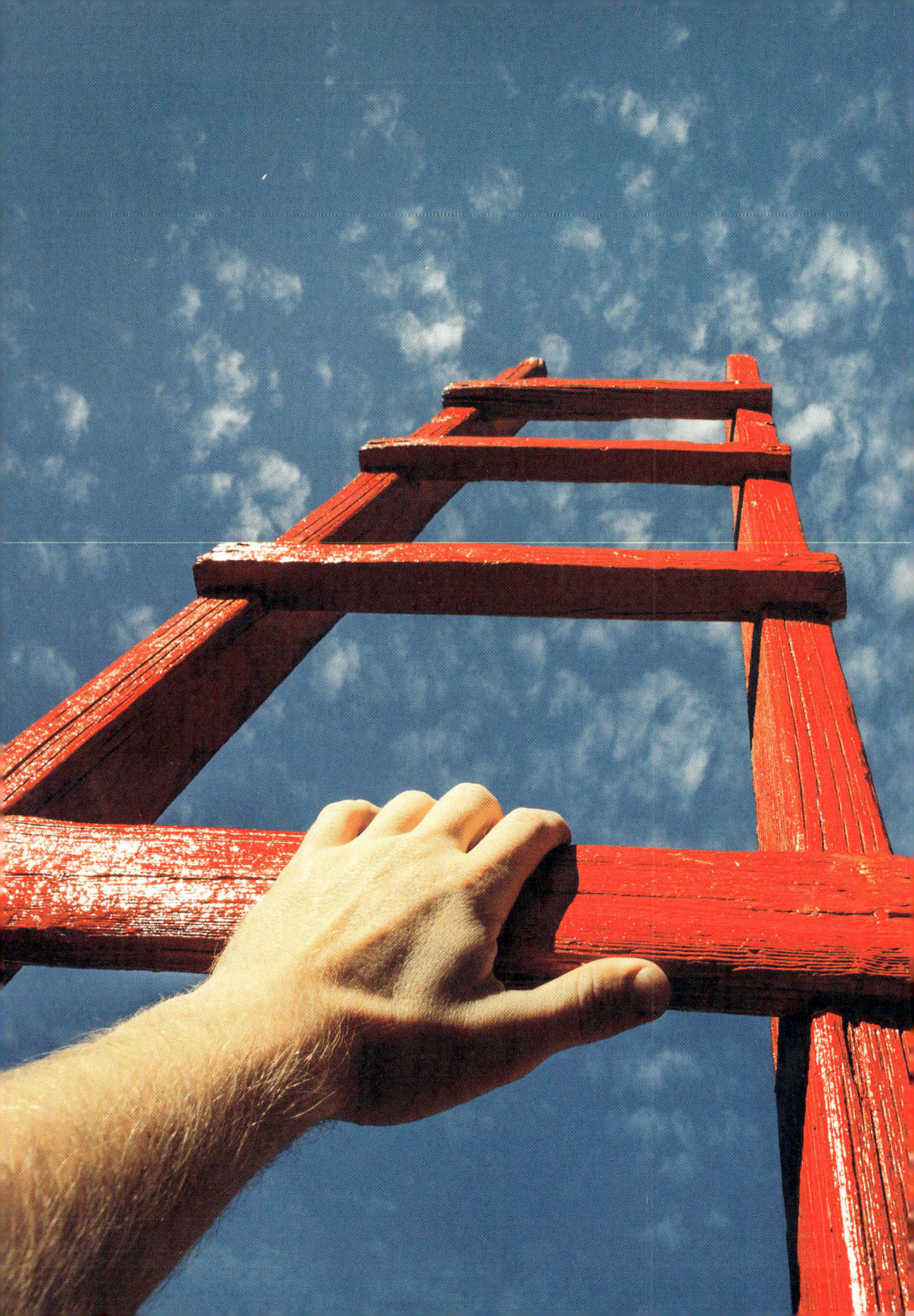

Warum fällt es dir so schwer, dich zu motivieren?

Es ist deswegen so schwer, weil es so leicht ist

Bewegung ist unglaublich wichtig. Wir sind selbst für unser Wohlbefinden verantwortlich, das nimmt uns niemand ab und wir haben nur diesen einen Körper. Trotzdem scheint es so vielen Menschen extrem schwerzufallen, die Motivation zu finden, ihrem Körper mit Bewegung etwas Gutes zu tun. Dabei braucht es gar nicht viel. Jeden Tag die im Schnitt 17 Minuten Bewegung mit mir können bereits eine massive Verbesserung des Wohlbefindens und eine tolle Grundlage für die Altersvorsorge liefern. Du brauchst kein teures Fitnesscenter, du brauchst keine sperrigen Geräte, eigentlich brauchst du nur deinen Körper und schon kanns losgehen. Trotzdem fällt es vielen von uns so schwer, sich zu motivieren, ich glaube, weil es eigentlich so einfach ist.

Niemand wird für dich trainieren gehen. Du kannst zwar warten und hoffen, aber es liegt ganz allein an dir, was du aus deinem Körper und deiner Gesundheit machst. Wir alle haben die gleichen Grundvoraussetzungen. Niemand ist zu alt, zu dick, zu dünn, oder zu krank, um sich zu bewegen, denn es gibt für jede Phase des Lebens und für jedes Level an Kraft entsprechende Übungen. Je früher du damit beginnst, deinen Körper zu stärken und auch für die Zukunft gut in Schuss zu halten, desto besser. Wann, ist allerdings deine Entscheidung. Du hast es in der Hand. Du kannst auch mit achtzig Jahren beginnen, das ist wurscht, Hauptsache du schaffst es, dich zu motivieren.

Der Mensch schaut sich im Spiegel an und denkt sich: »Ah, ich schau schrecklich aus. Aber jetzt. Aber jetzt fang ich an.« Was folgt? Nix. Leere Versprechungen, die wir uns selbst geben.

DAS LEBEN LEBENSWERT MACHEN

Eines meiner Hauptziele ist es, die Lebensqualität meiner Zuseher und Mitturner so lange wie möglich so hoch wie möglich zu halten, damit ihr euch alle denken könnt: Das Leben ist lebenswert. Jeder von uns möchte mobil und selbstständig altern, ohne auf jemanden angewiesen zu sein, der uns ständig hilft. Es gibt für den Menschen nichts Schlimmeres, als die Selbstständigkeit zu verlieren. Ich möchte dir helfen, das zu vermeiden. Ich möchte dir helfen, deine Selbstständigkeit so lange wie nur möglich aufrecht zu erhalten. Aber du musst mir ein bisschen entgegenkommen und rechtzeitig darauf schauen, dich zu bewegen. Ich kann dir gerne die Anleitung dafür liefern, ob in Form meiner Übungen aus diesem Buch oder den täglichen Sendungen, aber bewegen musst letztendlich DU dich. Ich kann dich zwar vielleicht zur Bewegung bewegen, aber die Kontrolle über deinen Körper hast letztendlich nur du allein.

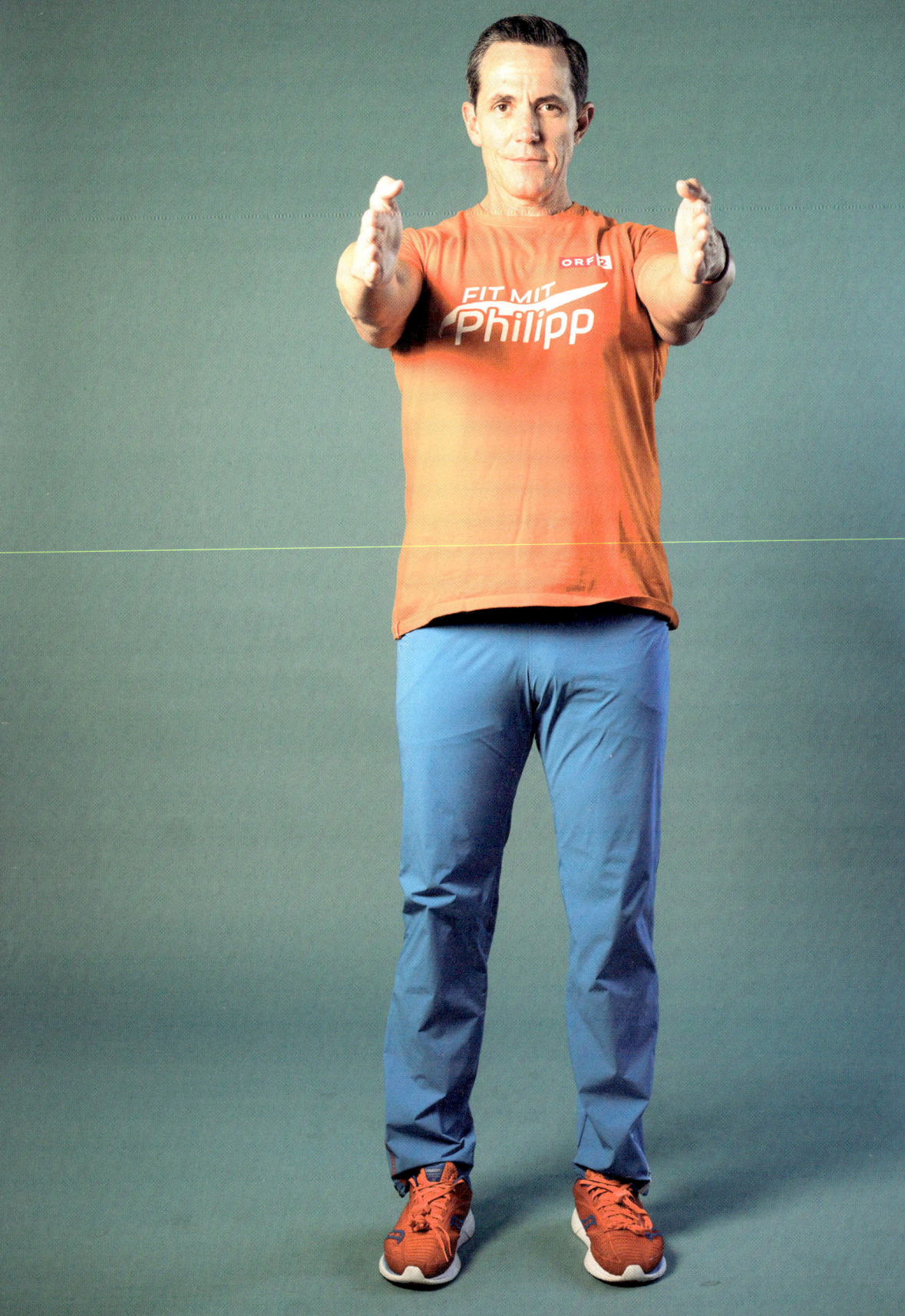

Stabilisation

Gibt uns, wie der Name schon sagt, Sicherheit und ist in vielen Lebenslagen sehr hilfreich. Oft ist mangelnde Stabilität der Grund für Überbelastung und Schmerzen. Die Basis ist natürlich die Kraft, die es mir überhaupt möglich macht, ein Gelenk zu stabilisieren. Wichtig ist die Balance zwischen Stabilität und Flexibilität, beides ist in vielen unserer Übungen verankert.

STANDWAAGE

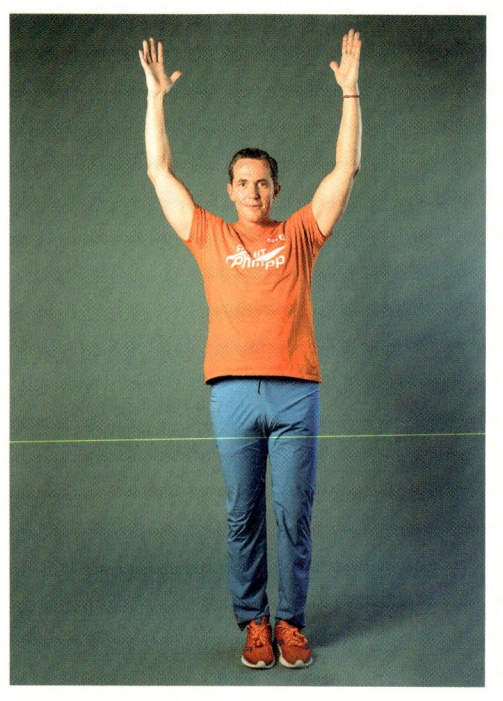 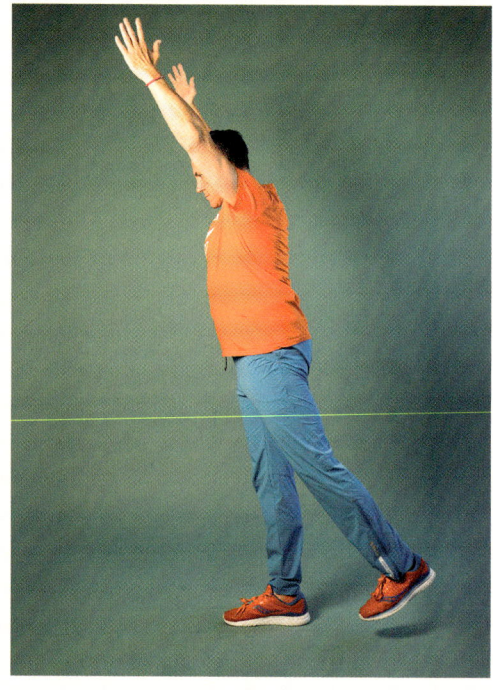

1. Die Standwaage stärkt die Kraft aus der Mitte, das Gleichgewicht und die Stabilisation des Standbeins. Wir stellen uns parallel mit beiden Beinen hin.

2. Wir verwurzeln eines der beiden Beine, hier das rechte, auf dem Boden, sprich wir achten darauf, einen festen Stand zu haben. Wir lösen den Stand und neigen uns nach vorne. Dabei ist das linke Bein nach hinten durchgestreckt, die Arme zeigen nach vorne.

Stabilisation

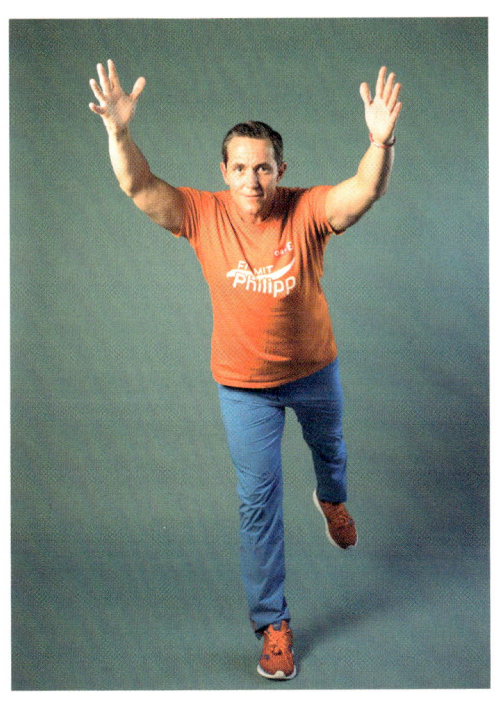
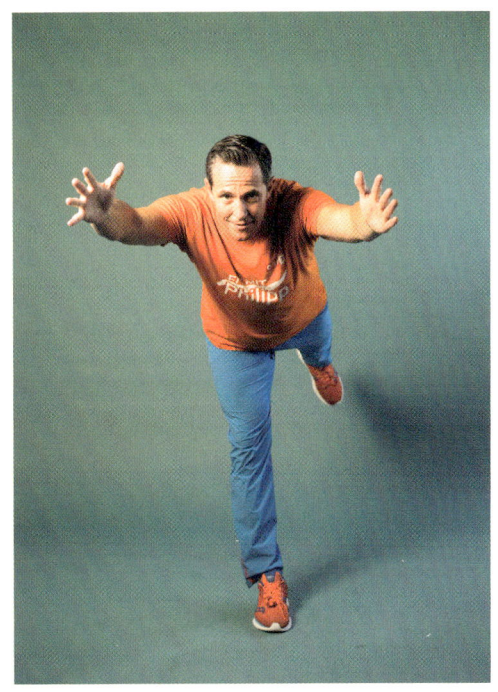

3. Wir begeben uns zurück in die Ausgangsposition und wechseln nun das Bein. Wir beginnen mit kleinen Bewegegungen und versuchen, uns immer weiter nach vorne zu neigen.

4. Bei dieser Übung ist vor allem die Körperspannung essenziell. Für unsere Einsteiger habe ich einen kleinen Tipp: Führe die Übung an eine Wand gelehnt aus und entferne dich Schritt für Schritt immer weiter von ihr weg.

SEITLICHE BALANCE

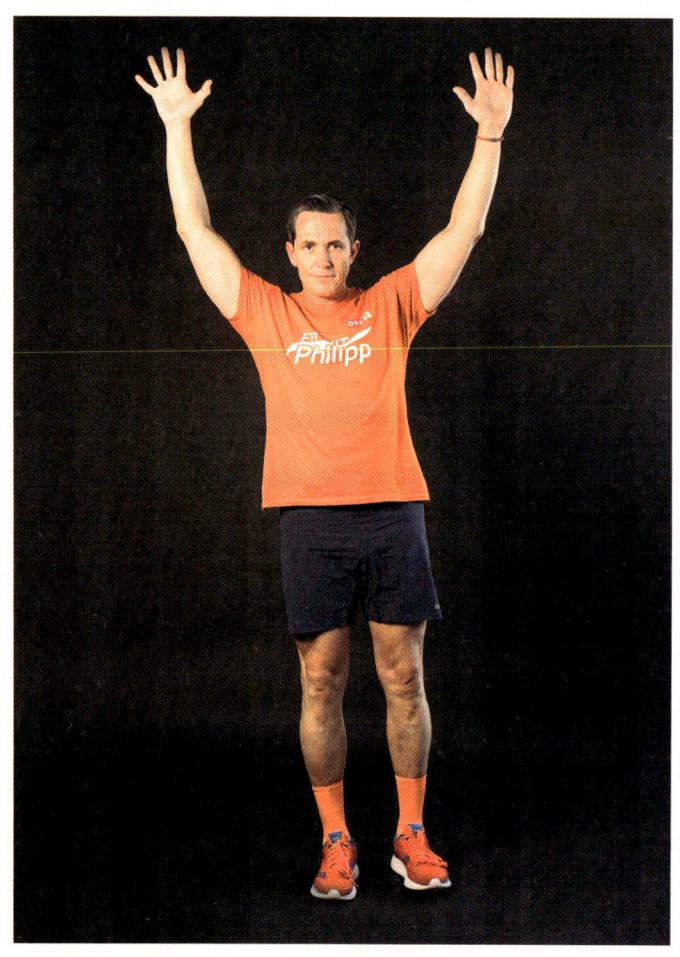

1. Für die Ausgangsposition ein Bein gut am Boden verwurzeln, das heißt wir nehmen einen guten stabilen Stand ein.

Stabilisation

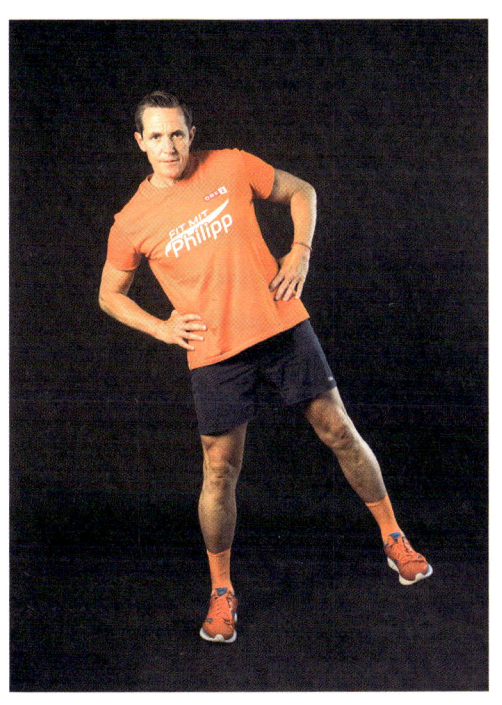 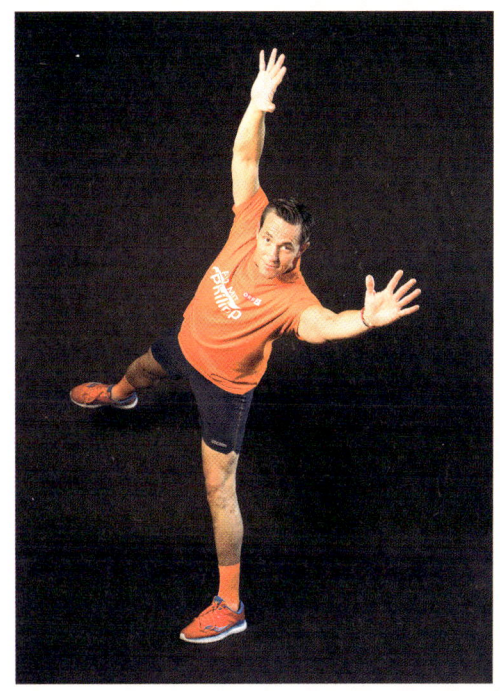

2. Dann neigen wir den Oberkörper langsam zur Seite des Standbeines, entweder mit den Armen in der Hüfte oder wir strecken diese nach oben wodurch die Intensität erhöht wird.

3. Langsam tasten wir uns an die maximale Endposition heran.

KNIEHEBER

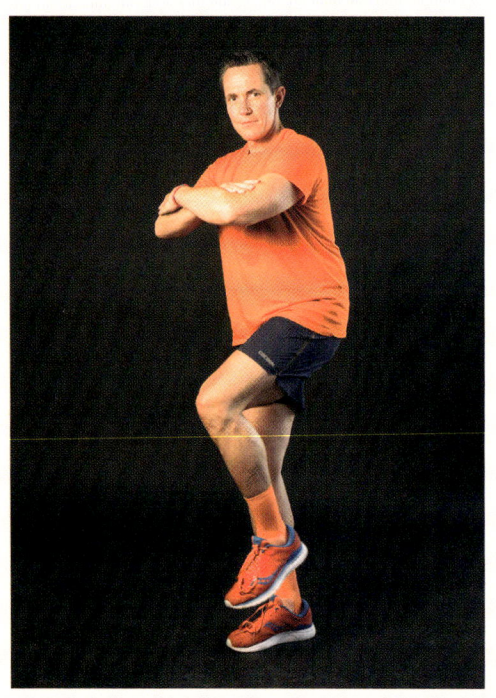 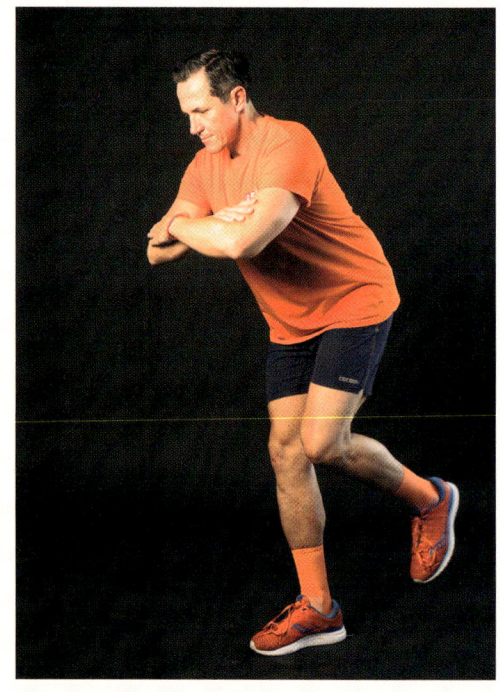

1. Der Knieheber dient der stabilisierenden Kräftigung. Eines unserer beiden Beine wird zum Standbein, das andere heben wir an. Wir ziehen das Knie nach oben, die Arme sind dabei auf Brusthöhe verschränkt.

2. Aus dieser Position aus neigen wir uns langsam nach vorne.

Stabilisation

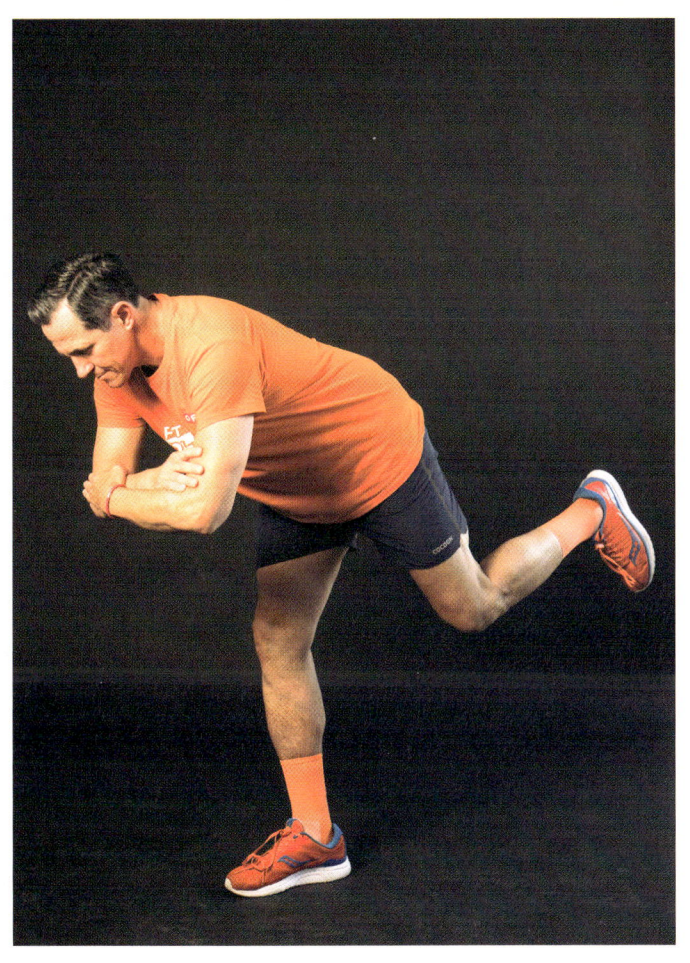

3. Wir versuchen uns so weit wie möglich nach vorne zu beugen und richten uns danach wieder langsam auf. Achtet bitte unbedingt auf die Körperspannung! Danach Beinwechsel.

STABILISATION UND KRÄFTIGUNG
Kniehub Seite / Kniehub rück

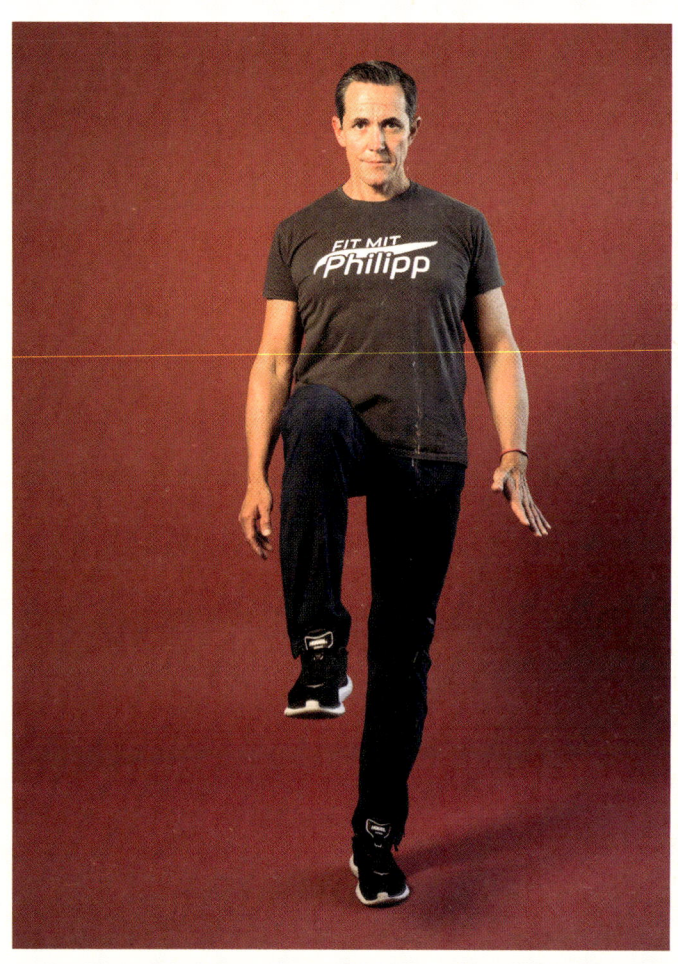

1. Wie gewohnt achten wir auf eine gute Ausgangsposition. Wir nehmen einen stabilen Stand ein.

Stabilisation

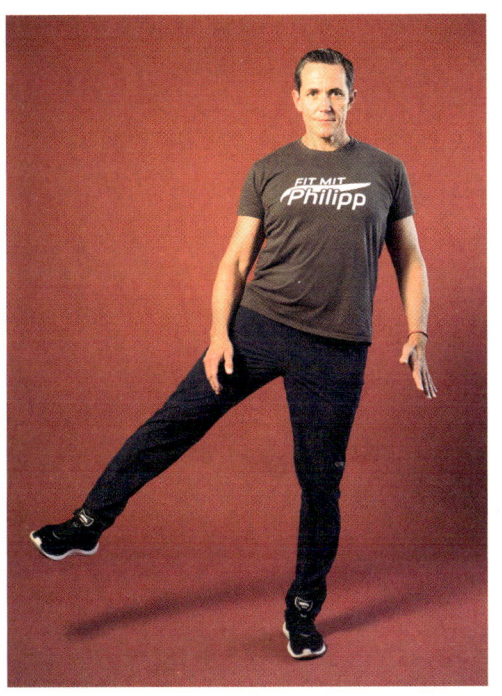
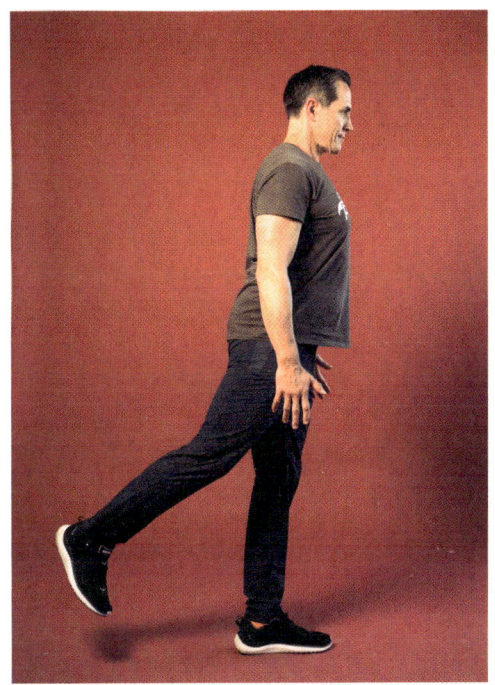

2. Wir beginnen mit dem Kniehub, strecken das Bein und spreizen es seitlich ab. Danach schließen wir die Beine wieder.

3. Nun folgt erneut der Kniehub. Wir strecken das Bein, spreizen es diesmal allerdings nach hinten ab, wobei der Oberköper stets gerade bleibt. Die gleiche Bewegung ist auch mit gestrecktem Bein nach vorne möglich.

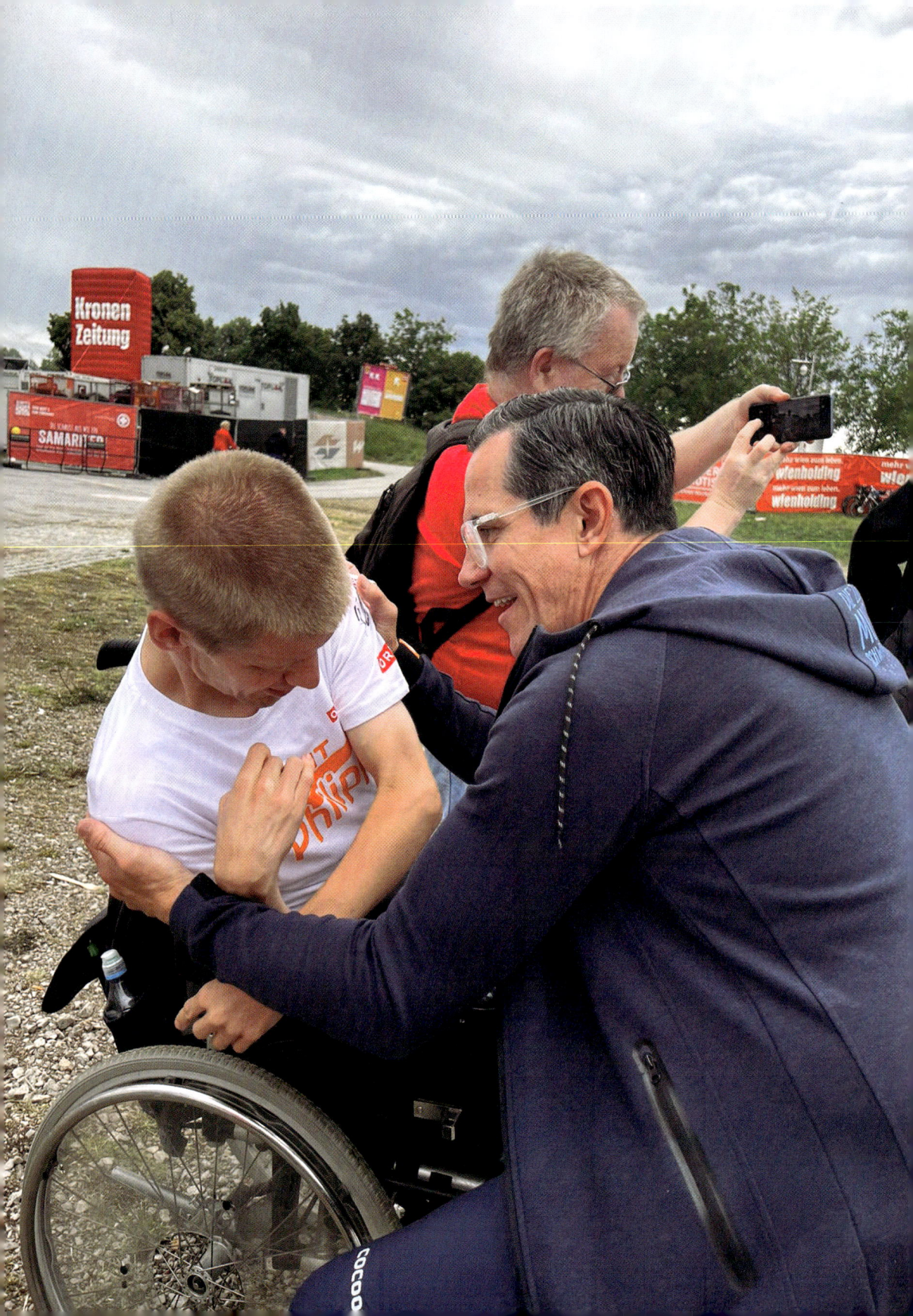

Sei ein Motivator

Gemeinsam können wir mehr bewegen

Ich war schon immer ein Motivator. Als wir im Sommer vom Urlaub heimgekommen sind, haben die Kinder im Hof gespielt und sobald ich aus dem Auto ausgestiegen bin, hieß es: »Kinder! Der Philipp ist da!« Irgendwie war ich schon damals eine treibende Kraft, die alle motiviert hat. Ich kann es einfach, ohne überheblich klingen zu wollen. Es ist eine Sache, bei 28 Grad Celsius, guter Stimmung und trinkfreudigem Publikum im Beach-Volleyball-Stadium Stimmung zu machen. Jeder kann sich da hinstellen, ein bisserl was ins Mikro grölen und glaube mir, das Publikum wird zurückgrölen. Jetzt stell dir aber vor, du stehst in Podersdorf beim ältesten Langdistanztriathlon des Landes, moderierst und motivierst alle Teilnehmer, es ist jedoch schon September, hat 15 Grad Celsius, sprich es ist ein bisserl frisch und es regnet. Kein Publikum weit und breit. Wenn du es dann schaffst, die Leute zu motivieren in den Zielbereich zu kommen und gemeinsam eine Finisher-Party zu feiern, um auch den letzten Athleten einen emotionalen und stimmungsvollen Zieleinlauf zu bieten – und das kann dauern – dann hast du Talent und Können.

Auch in dir steckt ein Talent, nutze es, gehe deinen Weg und werde damit glücklich und erfolgreich!

Meine Oma hat früher Handball gespielt. Sie war immer eine aktive Frau und hat noch dazu die beste Nusstorte gemacht. Durch ihre Sportlichkeit in der Vergangenheit hat sie bereits eine gute Basis für später bereitgelegt. Trotzdem habe ich es mir nicht nehmen lassen, im höheren Alter mit ihr zu trainieren. Wir waren regelmäßig Stiegen steigen im Gemeindebau. Rauf, runter, zack. Meine Oma ist 93 Jahre alt geworden, um auch geistig fit zu bleiben gabs immer wieder Rechenaufgaben und sie hatte ihren Spaß dabei. Frei nach ihrem Motto »Wer rastet, der rostet«.

EIN WENIG AUFMERKSAMKEIT KANN VIEL VERÄNDERN

Oft sind es kleine Aufgaben, kleine Übungen, die Kraft und Sinn schenken können. Auch du kannst dein Umfeld motivieren, indem du ihm eine Beschäftigung gibst. Gib deinen Liebsten das Gefühl, dass sie noch immer, egal wie alt sie sind, wertvoll sind und gebraucht werden. Ich habe selbst miterlebt, was eigentlich alles möglich ist, wenn wir uns nur ein wenig Zeit für unsere Liebsten nehmen und sie motivieren. Meine Oma war damals im Elisabethspital, in einem Zentrum, wo Menschen nach Verletzungen versorgt und wieder aufgebaut wurden. Das Personal dort hat die Patienten motiviert und ihnen die Aufmerksamkeit gegeben, die sie brauchten. Ob Brot selbst streichen, oder anziehen, plötzlich waren die Menschen wieder in der Lage, kleine Alltagsaufgaben zu bewältigen, die zuvor unerreichbar schienen. So ist auch meine Oma aus der Klinik gekommen und war wieder total selbstständig. Denk immer dran, auch wir werden älter und wissen nicht, wie wir dann drauf sind. Respekt, Anstand und Wertschätzung haben sich alle verdient, egal ob jung oder alt.

MOTIVIEREN MOTIVIERT

Egal ob ältere Menschen oder Kinder, motivierst du jemanden, sich zu bewegen, so motiviert dich das selbst auch. Ich habe ja bereits erwähnt, dass ich mich sehr für die Bewegung der jüngsten Gesellschaftsgruppe einsetze. In den Schulen muss sich wieder mehr bewegt werden, um die Basis für später zu legen. Gerade Kindern macht Bewegung Spaß. Sie brauchen diese ebenso wie Herausforderungen und Aufgaben, an denen sie wachsen. Außerdem fördert körperliche Betätigung auch den Geist, sprich die schulischen Leistungen verbessern sich. Das Lächeln in den Gesichtern der Kinder, die Freude an der Bewegung haben und auch der Teamgeist, der entsteht, sind unbezahlbar. Mich motivieren meine Mitturner sehr. Wenn ich merke, dass ich einen kleinen Beitrag zur Verbesserung des Lebensgefühls beigetragen habe, dann geht mein Herz auf.

»Seit Februar 2021 bin ich viermal pro Woche dabei. Durch eine mehrfache OP am Fuß mit zwei versteiften Zehen und Asthma bin ich nicht mehr bei großen Spaziergängen dabei, aber Ihr Programm kann ich mitmachen. Ich bin siebzig Jahre alt. Heute habe ich angefangen, meine großen Fenster zu putzen. Nie konnte ich mich so leicht strecken. Ich bin viel beweglicher. Ich fühle mich super. Danke, Philipp!«

Briefe wie dieser berühren mich sehr und davon gibts etliche, entweder handschriftlich oder per Mail. Das geht von unten stehendem Brief. indem eine Mitturnerin weiter schreibt: »Ich leide seit 2004 an Osteoporose und hatte jedes Jahr Knochenbrüche, seit anderthalb Jahren turne ich mit und habe dieses Jahr zum ersten Mal (Ende Juli) noch keinen Bruch« bis zu Hans, 77, den ich mit seiner Frau in Bregenz kennenlernen durfte, der an Alzheimer erkrankt ist, dem es Spaß macht und gut tut, sich mit uns zu bewegen. Da kommt so viel zurück von den Menschen und ich bin dankbar dafür, diesen für mich schönsten Job der Welt machen zu dürfen.

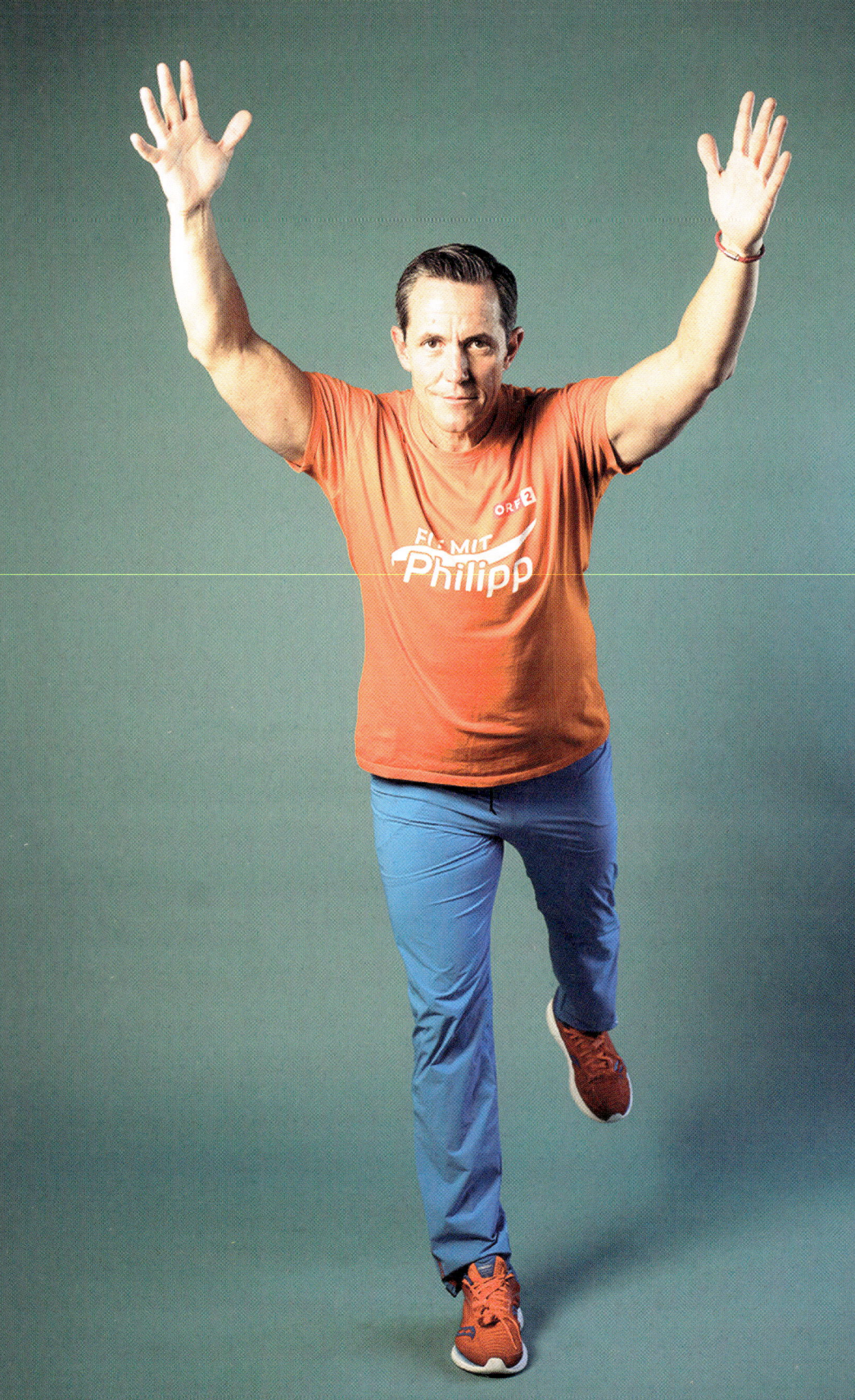

Mobilität und Beweglichkeit

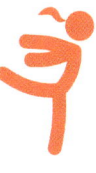

Mobilität erfordert Bewegung, denn wir sind ausgestattet mit einem Bewegungsapparat und nicht, wie vielleicht einige glauben, mit einem Sitz- und Liegeapparat. Deshalb ist es empfehlenswert, die Möglichkeiten der Intensitätsstufen, die wir anbieten, sensibel zu nutzen. Denn wenn ein Gelenk nicht regelmäßig in seiner vollen Bewegungsgröße ausgereizt wird, neigt es dazu, zu verkümmern. Wie bei all unseren Übungen gilt auch hier: Qualität vor Quantität und nur die Regelmäßigkeit führt zum Erfolg.

LENDENWIRBELSÄULE MOBILISIEREN

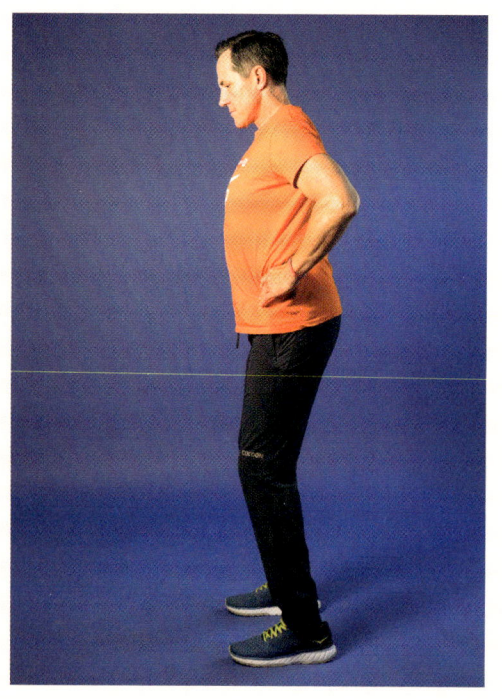 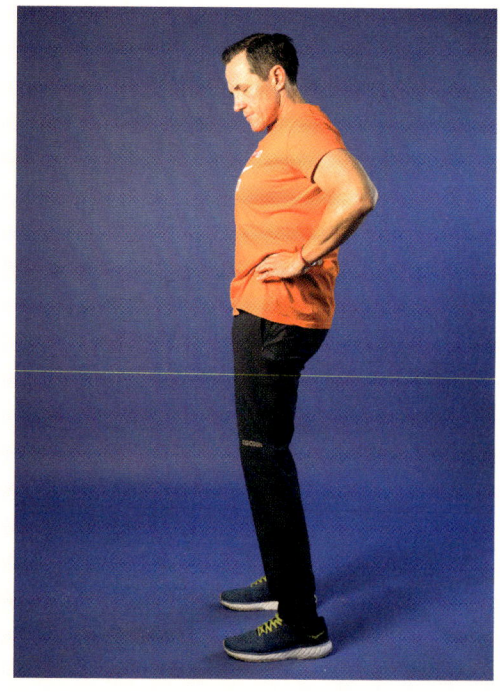

1. Wir platzieren uns im hüftbreiten Stand, Beine leicht abgewinkelt. So stabilisieren wir unseren Körper über die Muskulatur.

2. Die Hände liegen an der Hüfte und wir bewegen diese sanft vor und zurück.

Mobilität

VERKLEBUNGEN UNTER DEN SCHULTERBLÄTTERN LÖSEN

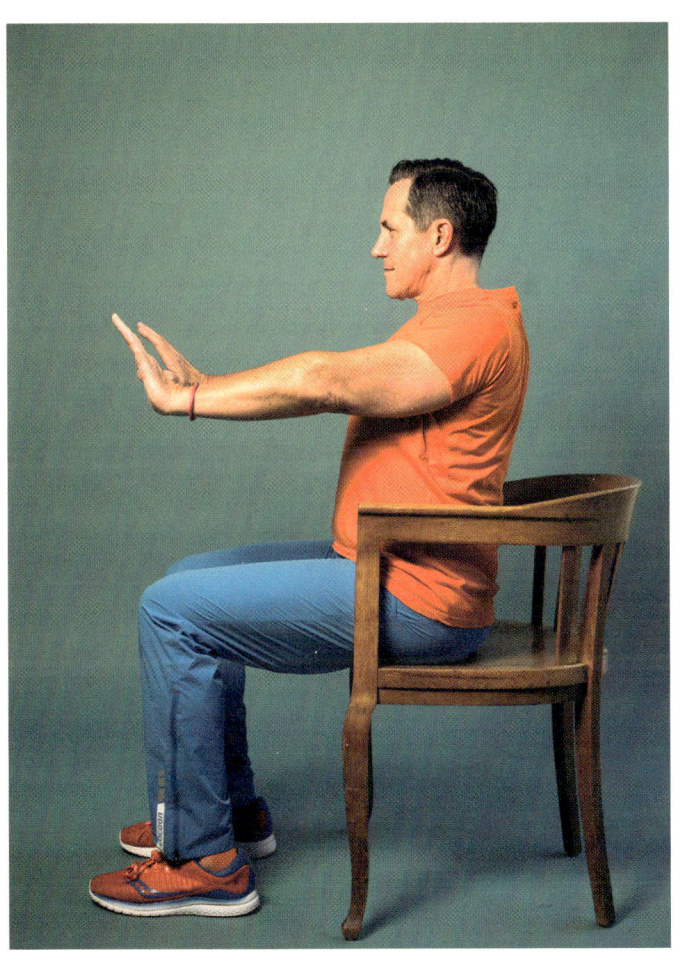

2. Die Arme sind nach vorne gestreckt, Handflächen aufgestellt und bei ausgestreckten Armen mit den Schultern nach hinten kreisen. Klein beginnen, dann größer werden und auch die Richtung wechseln, dazwischen gerne kurz auslockern. Regelmäßige Ausführung führt zum Erfolg.

1. Mit dieser Übung können wir Verspannungen im Schulterbereich vorbeugen, oder diese verbessern. Wir nehmen eine aufrechte Sitzposition ein, oder wir stehen.

MOBILISIEREN ZUR BRUSTWIRBELSÄULE

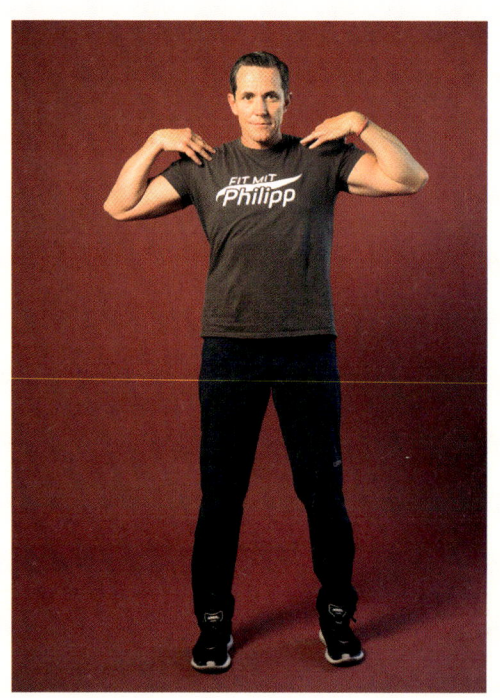 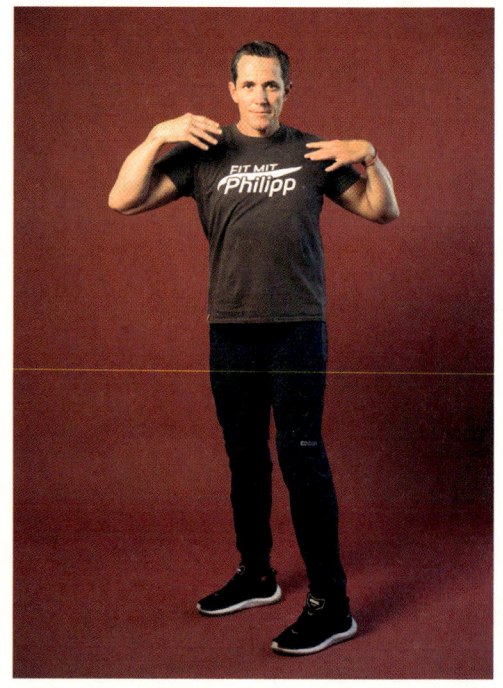

1. Wir stehen hüftschulterbreit, legen die Fingerspitzen auf unsere Schultern, Ellbogen zeigen zur Seite.

2. Nun drehen wir in dieser Position unseren Oberkörper, wobei wir versuchen, die Körpermitte stabil zu halten. Einmal nach links, dann kommen wir zur Mitte und dann einmal nach rechts. Mit kleinen Bewegungen beginnen, danach versuchen, größer zu werden.

Mobilität

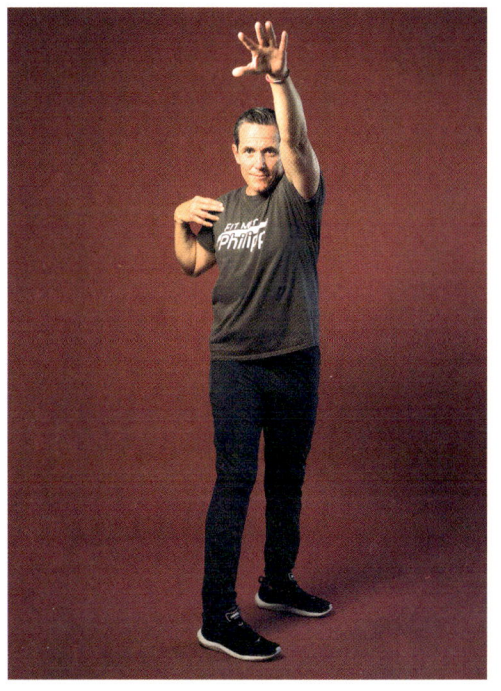 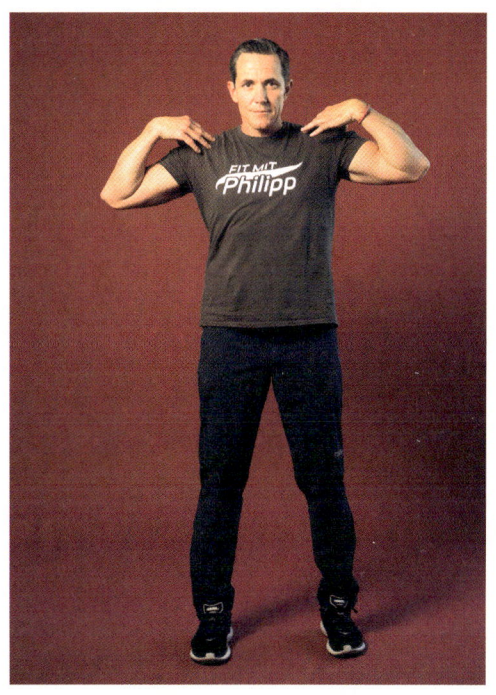

3. Nach Ausführung der Drehung strecken wir jeweils den nach vorne zeigenden Arm aus, machen uns lang und stellen uns vor, wir greifen in ein »Kastl« und holen was heraus.

4. Danach zuerst die Fingerspitzen wieder zurück auf die Schulter und erst jetzt drehen wir uns die Ausgangsposition zurück.

CAT AND COW

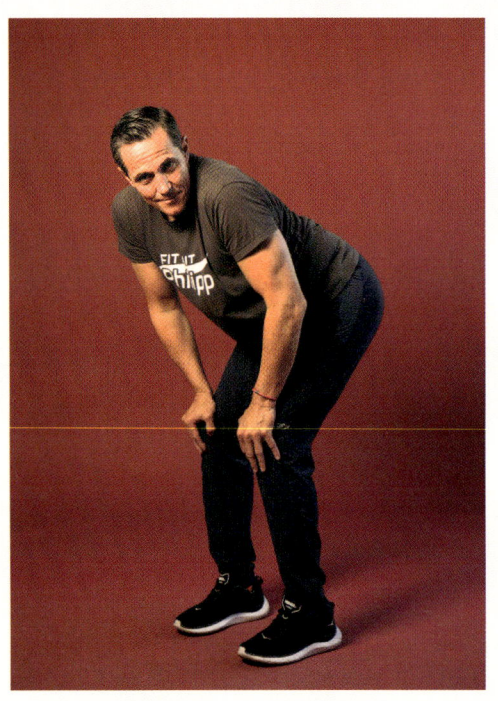 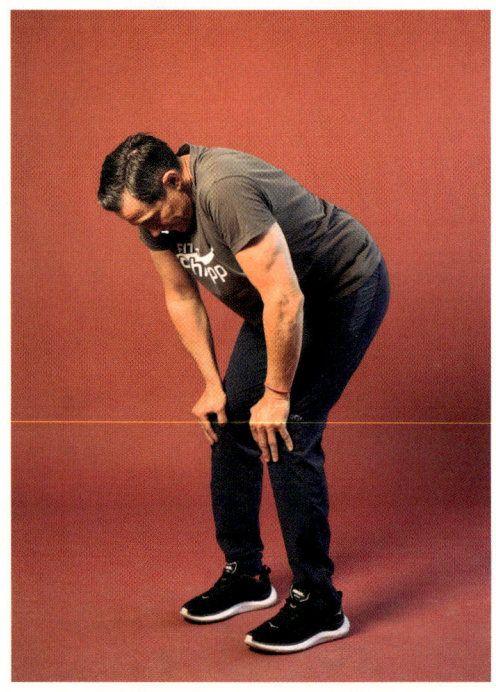

1. Wir stehen ungefähr schulterbreit, so dass wir uns wohlfühlen, neigen den Oberkörper nach vorne und stützen uns mit den Handflächen auf unseren Knien ab. Von dieser Ausgangsposition versuchen wir nun, unsere Wirbelsäule Wirbel für Wirbel nach oben zu bewegen.

2. Das machen wir so lange, bis wir den sogenannten Katzenbuckel haben. Dann bewegen wir uns zurück ins leichte Hohlkreuz, das sieht dann aus wie der Rücken einer Kuh. Deshalb Cat and Cow. Wichtig auch hier: in den Körper hineinhören und sanft beginnen.

Mobilität

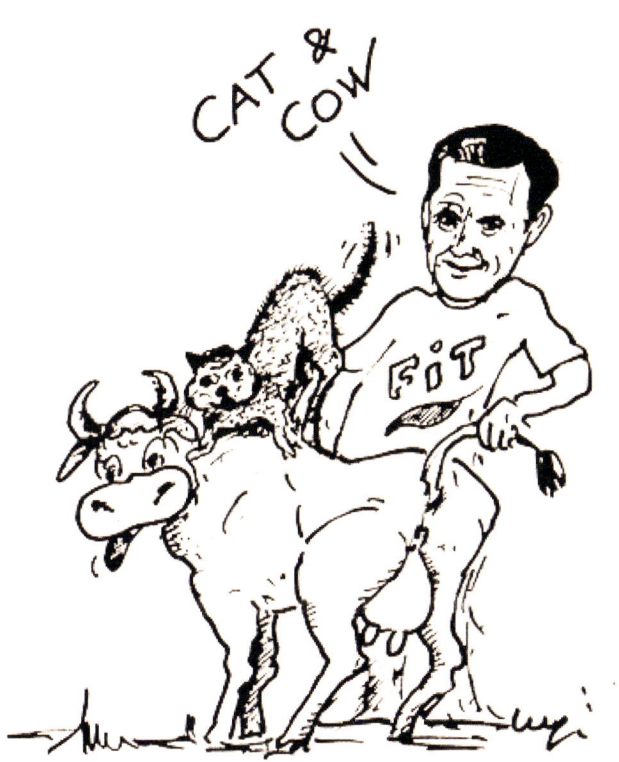

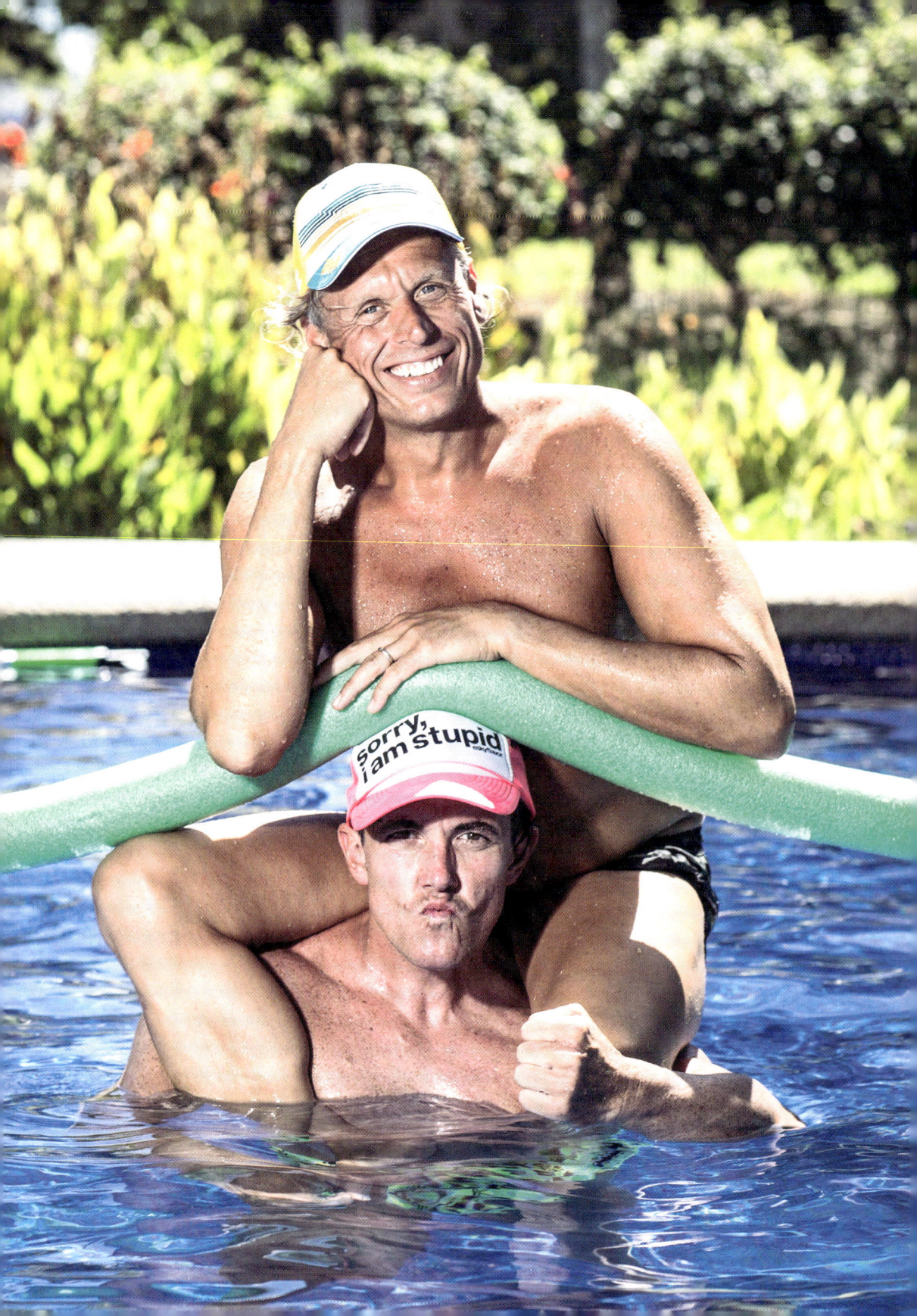

Das Problem der Bequemlichkeit

Der Mangel an Bewegung ist nicht allein dir geschuldet

Die Welt, in der wir heute leben, bietet leider die besten Voraussetzungen dafür, ohne Bewegung gut durchzukommen, bis es dann viel zu spät ist und wir den Preis für unsere Untätigkeit zahlen müssen.

Wir werden ja schon fast zur Bewegungslosigkeit gezwungen. Wir haben Autos, Straßenbahnen, E-Scooter, Aufzüge und Rolltreppen. Wir müssen eigentlich kaum mehr gehen, um das Leben zu meistern, sitzen vor Bildschirmen und begeben uns immer seltener an die frische Luft. Wir balancieren auf keinen Baumstämmen mehr, spüren das Gras nicht mehr zwischen den Zehen und haben keine Steine mehr im Weg, die uns das Gleichgewicht halten beibringen. Wir bewegen uns nicht mehr, werden immer fauler, befinden uns quasi im Standby-Modus und langsam, aber sicher verkümmert unsere Muskulatur und unser Bewegungsapparat. Die Folgen sind nicht nur Rückenschmerzen und Haltungsprobleme, nein, der gesamte Körper gerät aus dem Gleichgewicht.

Als ich beim ORF angefangen habe, im Social-Media-Bereich, bin ich sechs Monate lang durchgehend im Büro gesessen. Jeden Tag mindestens acht Stunden, oft auch länger. Mein Körper war das nicht gewohnt, innerhalb kürzester Zeit habe ich fast acht Kilo zugenommen, inklusive Rücken- und Nackenschmerzen war der Büro-Traum dann komplett. Erst in dieser Zeit habe ich bemerkt, was es für den Körper bedeutet, jeden Tag fast ausschließlich zu sitzen. Bei mir waren es zum

Glück nur sechs Monate, aber für viele von euch sind es wahrscheinlich schon Jahre, wenn nicht Jahrzehnte.

SITZEN IST DAS NEUE RAUCHEN

Wir sitzen viel zu viel und bewegen uns viel zu wenig. Bereits die 17 Minuten mit mir und ein halbstündiger Spaziergang können viel verändern. Die WHO empfiehlt übrigens mindestens 150 Minuten pro Woche Bewegung. Das sind gerade einmal zwanzig Minuten am Tag. Das kannst du sogar in deiner Mittagspause schaffen! Es ist wichtig, in Bewegung zu bleiben und das Leben nicht nur vor dem Bildschirm zu verbringen. Ich predige daher: Gehe jede Stunde wenigstens für ein paar Minuten raus an die frische Luft! Bewege dich, auch wenn es nur ein kurzer Spaziergang ist. Mobilisier deine Schultern, dehne dich zwischendurch ein bisserl, das geht ebenso am Bürosessel und hilft nicht nur dem Körper, sondern hält auch deinen Geist frischer.

Früher hieß es immer: Ruhestellung halten. Heute heißt es: bewegen, bewegen, bewegen! Schultern kreisen, Gelenke in seiner vollen Bewegungsgröße ausreizen und spazieren.

LACHE DICH DURCHS LEBEN

Ich bin ein positiver Mensch, eine Frohnatur, schon in der Früh nach dem Aufstehen habe ich meistens ein Lied auf den Lippen und schreite mit einem Lächeln durchs Leben. Lachen ist gesund. Lachen ist Bewegung. Und eine Minute Lachen können mit 45 Minuten Entspannungstraining gleichgesetzt werden. Auch wenn dir der Chef mörderisch aufs Popschal geht, oder die Kinder heute besonders anstrengend sind, geh mit einem Lächeln durchs Leben und lass dich nicht von deinem Job, deinem Umfeld, oder deiner Bequemlichkeit zur Bewegungslosigkeit zwingen. Es ist deine Gesundheit, dein Wohlbefinden, du hast es in der Hand!

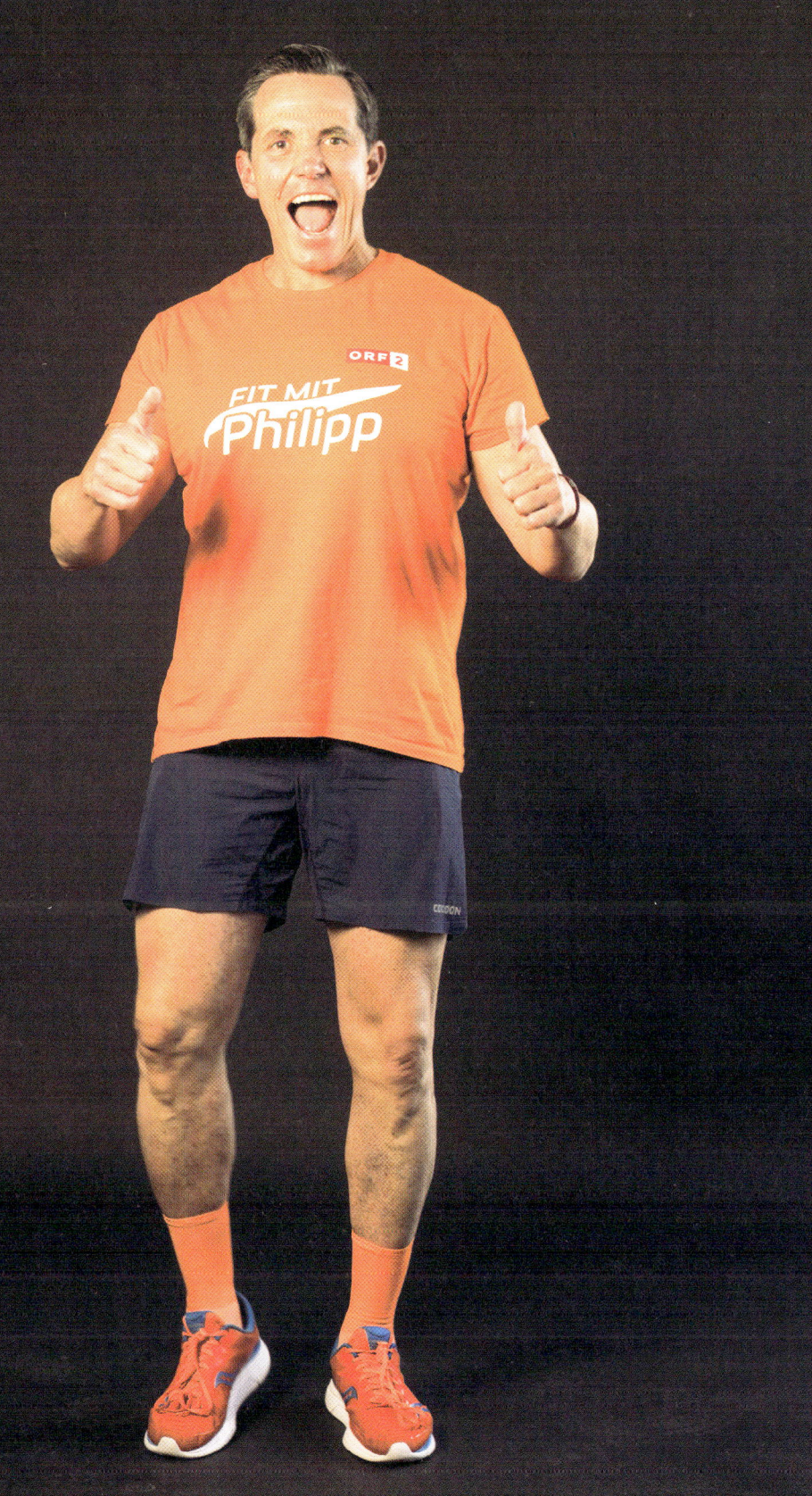

GELENKE MOBILISIEREN
Ellbogen, Arm- und Schultergelenk

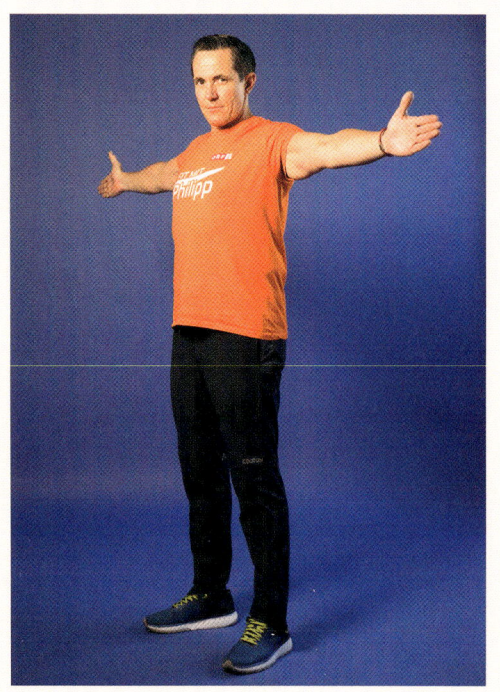 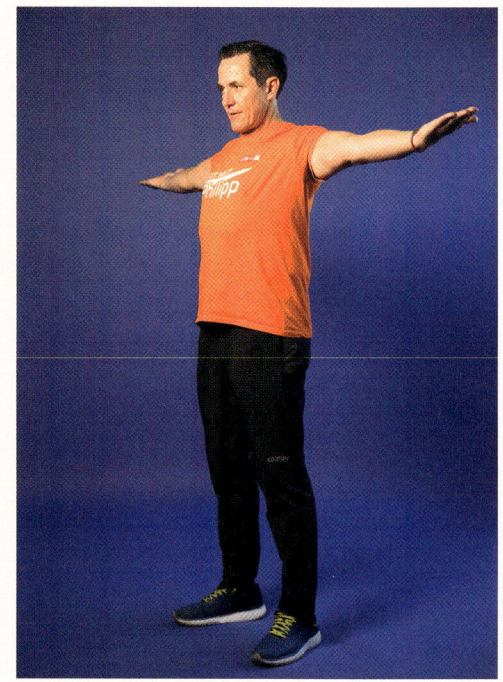

1. Die Ausgangspositon ist ein hüftschulterbreiter Stand. Die Arme sind zur Seite ausgestreckt. Unsere Handflächen zeigen nach oben, die Daumen sind dabei abgespreizt.

Mobilität

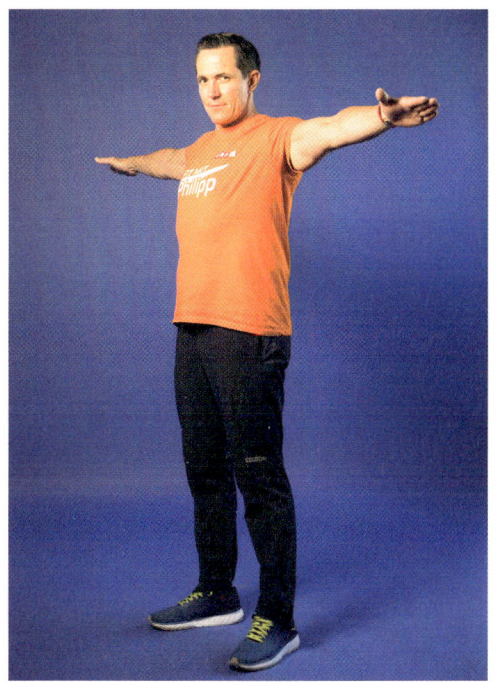 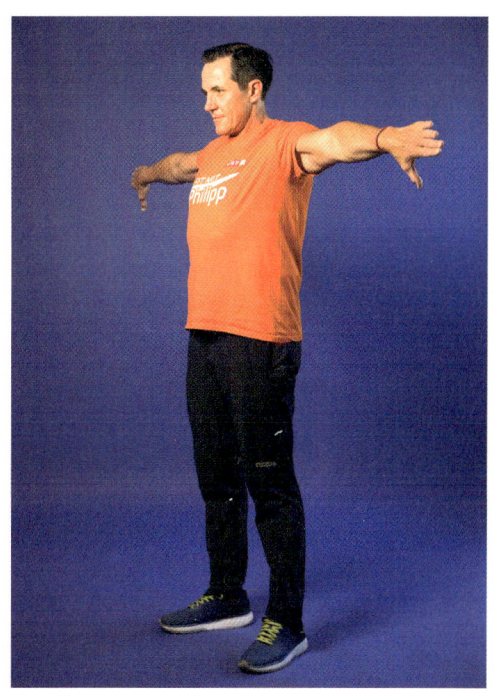

2. Wir rotieren mit den Handflächen abwechselnd nach vorne, nach unten und nach hinten. Mit dieser Übung mobilisieren wir unseren Ellbogen, sowie unsere Arm- und Schultergelenke.

SCHULTERKREISEN
Mobilisation Schultergelenk

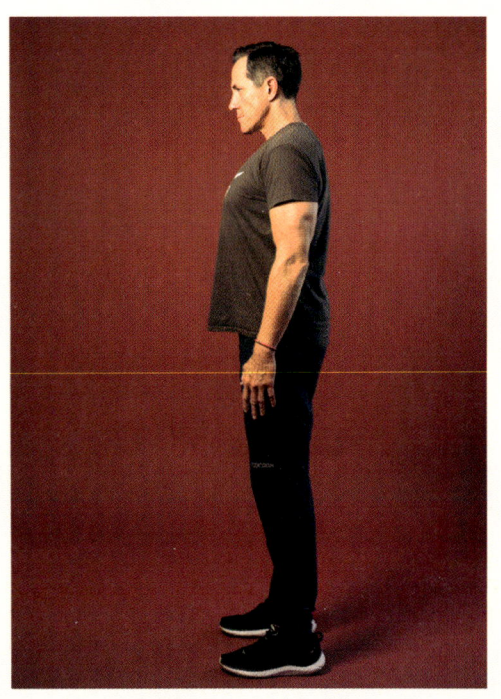 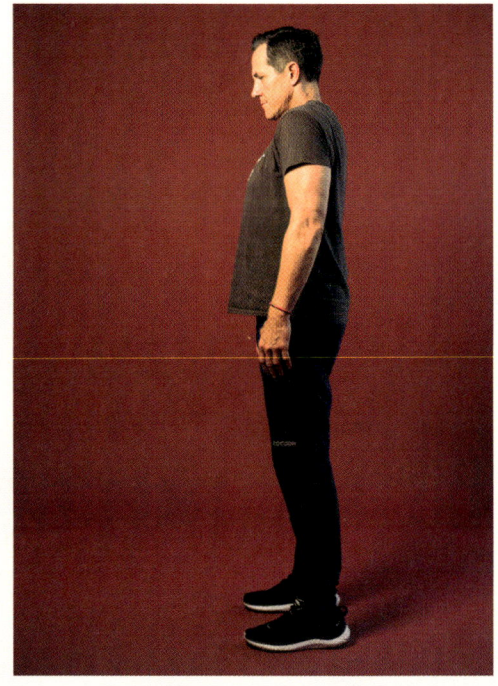

1. Mit dieser Übung mobilisieren wir das Schultergelenk. Ausgangsposition ist ein hüft- oder schulterbreiter Stand. Der Bauchnabel zieht Richtung Wirbelsäule, die Arme hängen nach unten.

2. Jetzt beginnen wir, mit den Schultern zu kreisen. Zunächst kleine Bewegungen, dann größer werden und zwischendurch die Richtung wechseln.

Mobilität

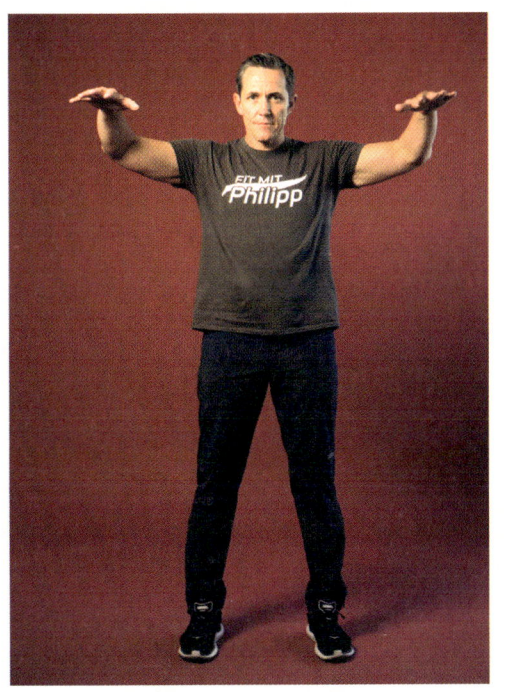
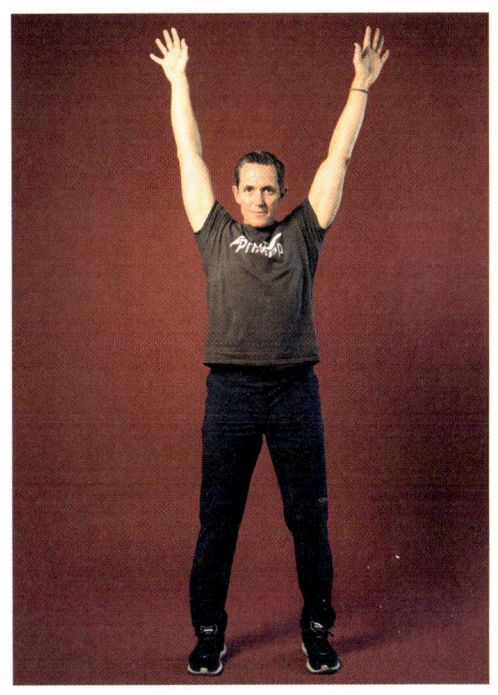

3. Dann nehmen wir die Ellbogen dazu. Das heißt wir kreisen die Arme abgewinkelt wieder in beide Richtungen.

4. Zuletzt führen wir das Ganze mit gestreckten Armen aus. Bei dieser Bewegung reizen wir das Gelenk in seiner vollen Bewegungsgröße aus.

MOBILISATION DES ELLBOGENGELENKS

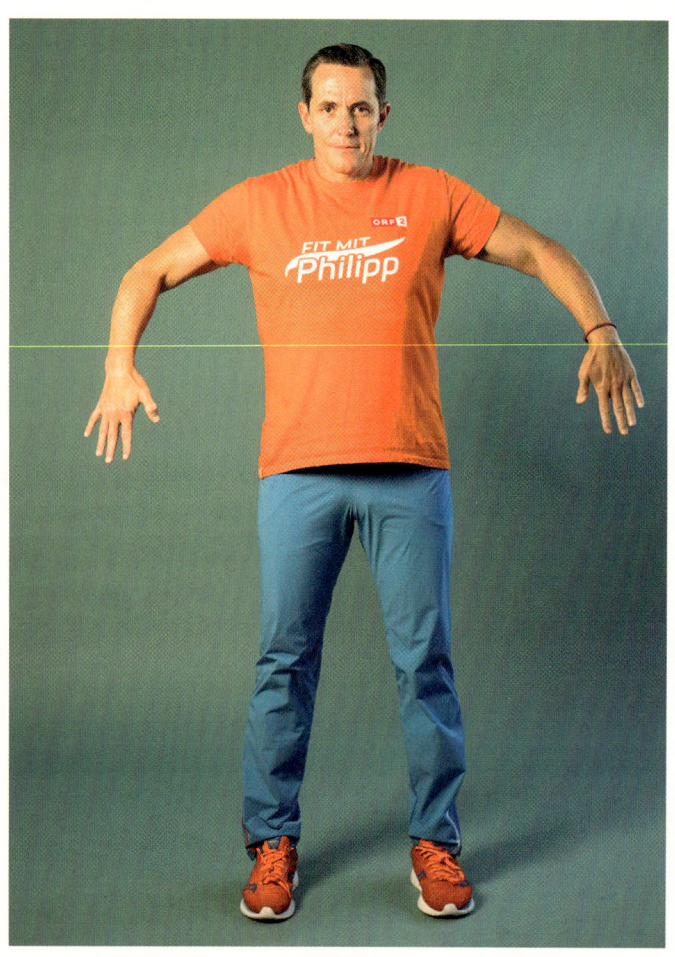

1. Auch hier starten wir aufrecht, hüftschulterbreit stehend. Wir heben unsere Ellbogen an, Unterarme hängen dabei nach unten.

Mobilität

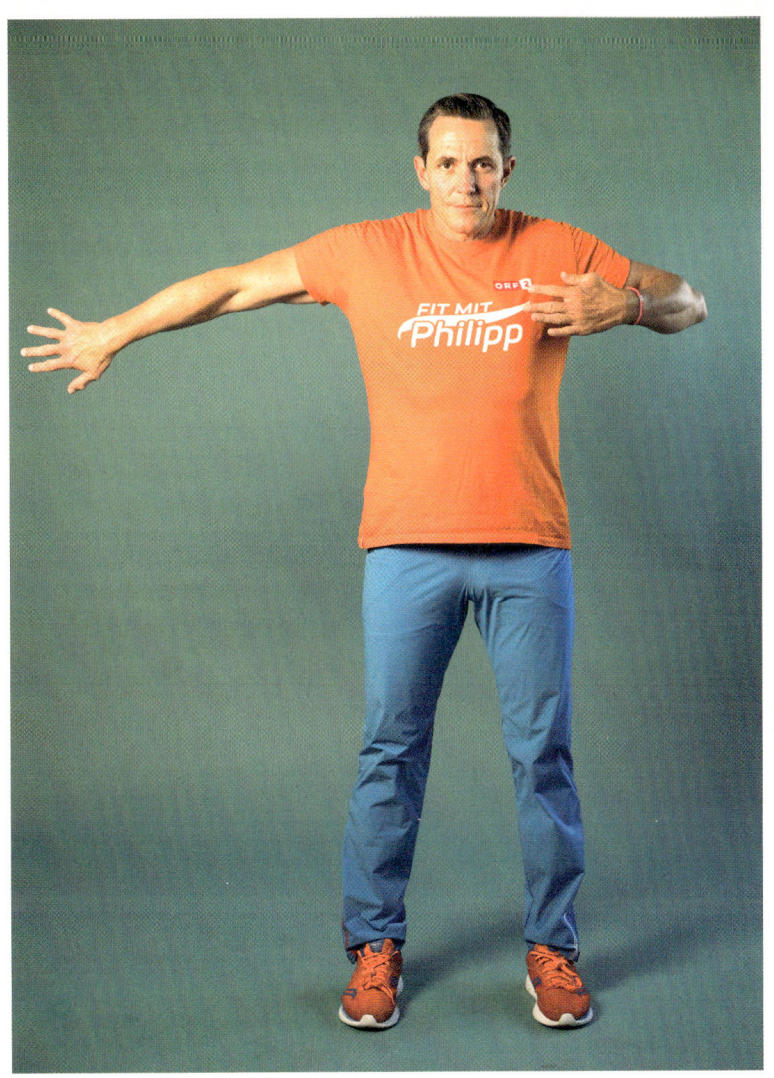

2. Jetzt bewegen wir unsere Unterarme einige Male von links nach rechts und zwischendurch versuchen wir, diese ebenfalls in beide Richtungen einige Male kreisen zu lassen.

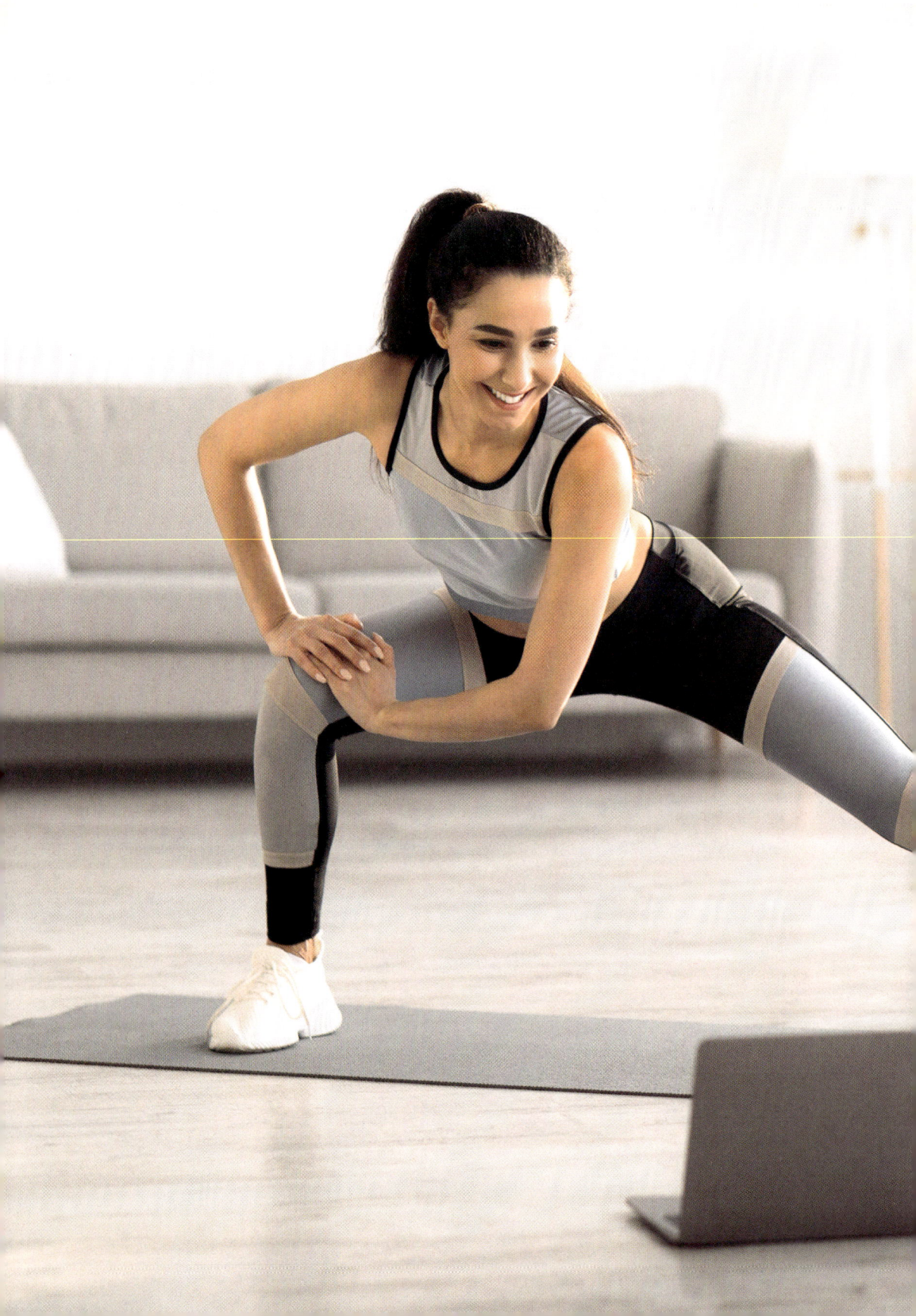

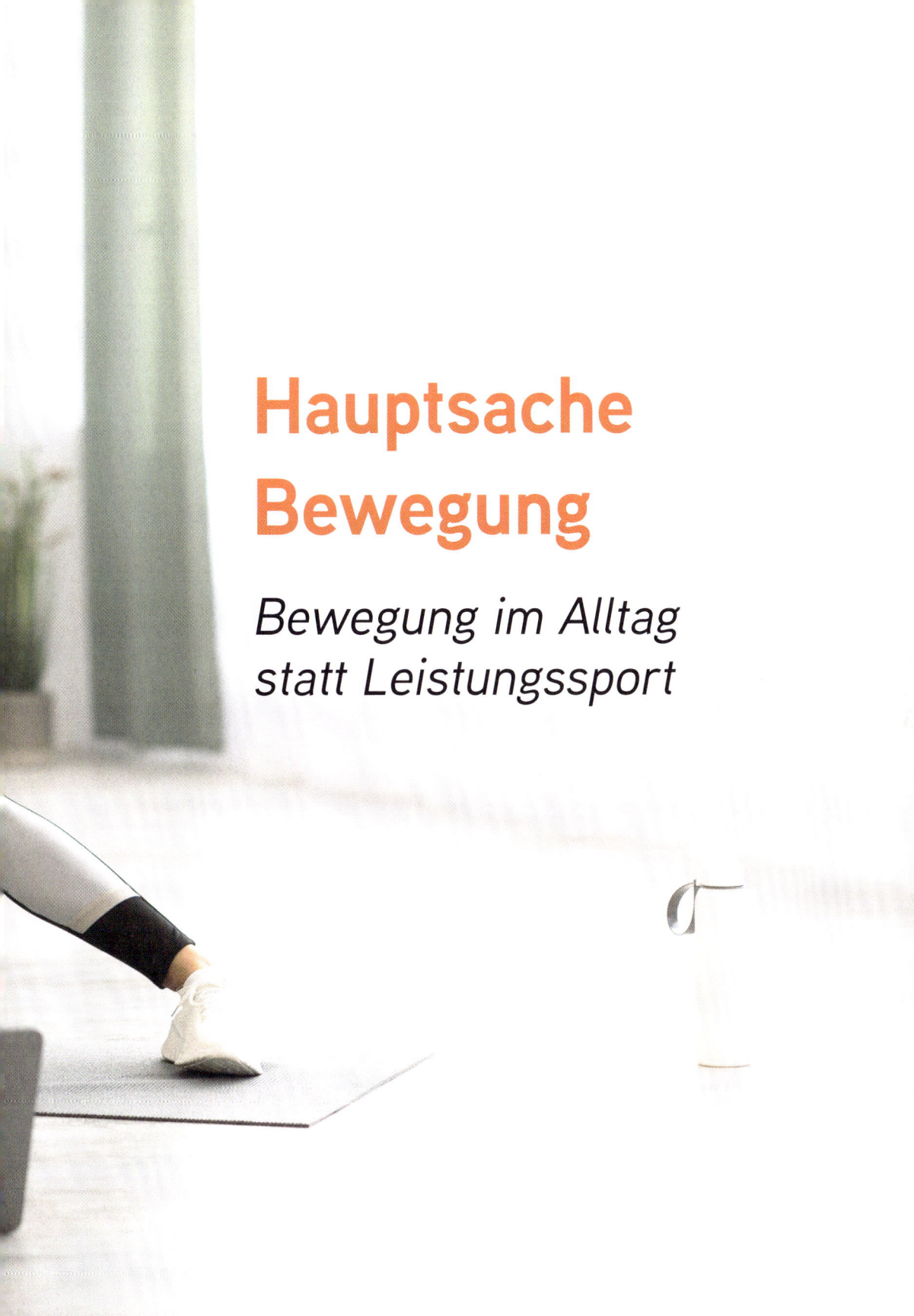

Hauptsache Bewegung

Bewegung im Alltag statt Leistungssport

Ich distanziere mich absichtlich von dem Begriff Sport. Ich möchte dir dabei helfen, Bewegung in deinen Alltag einzubauen und nicht, dich zu einem Leistungssportler zu machen. Bewegung ist das, was wir im alltäglichen Leben so machen. Aufstehen, gehen, sitzen, wieder aufstehen. Auch Wandern, Radfahren und Laufen sind in erster Linie Bewegung. Ab einer gewissen Anzahl an Stunden und einer gewissen Intensität wird es dann zu Sport.

Keine Sorge, du musst dich keinesfalls Stunden über Stunden dem Sport widmen, um deine Lebensqualität zu verbessern. Wie gesagt, die WHO empfiehlt ungefähr zwanzig Minuten pro Tag. Diese zwanzig Minuten Bewegung können wir locker in deinen Alltag einbauen.

Wie zum Beispiel die Stiegen statt dem Lift oder der Rolltreppe zu benutzen oder die eine oder andere Strecke zu Fuß zu gehen. Du siehst, es ist ganz einfach, aber genau deshalb ist es auch wieder so schwer.

DU BRAUCHST NICHT EINMAL SPORTGEWAND

Meine Übungen sind genau darauf ausgelegt, die kannst du im Büro, zu Hause, im Park oder sonst wo mitmachen. Du brauchst nicht einmal Sportbekleidung dafür. Somit gibt es, wie Dr. Robert Fritz sagt, »keine Ausreden«. *Fit mit Philipp* kannst du überall machen.

Setze dir Ziele, mach mit deinen Kollegen eine Challenge draus! Jeder muss für ein Monat auf den Lift verzichten. Wer schwach wird und eingeht, zahlt eine Runde. Auch mit der Familie kannst du solche Challenges in den Alltag einbauen. Die Kinder werden sicherlich voller Ehrgeiz mitmachen und auch den Eltern wird so eine kleine Motivation garantiert nicht schaden. Auch wenn du einfach nur mehr gehst, wirst du dich besser fühlen. Auch hier kannst du dir ein Ziel setzen. Erreiche jeden Tag mindestens so und so viele Schritte, oder Kilometer, schaffst du es nicht, dann musst du am nächsten Tag die Differenz aufholen. Geben wir unserem Gehirn einen Grund, eine Aufgabe, ein Ziel, dann fällt es uns oft viel einfacher, Dinge durchzuziehen, Bewegung zu machen und wir fühlen uns danach einfach besser!

Also sei dabei, egal wie fit du bist, bei uns kann jeder mitmachen von jung bis alt. Wir starten Montag bis Freitag um kurz nach neun Uhr in ORF 2, sollte sich das für dich nicht ausgehen, dann schaus dir in der ORF-TVThek an.

HAB KEINE ANGST VOR ANSTRENGUNG

Wir haben zurzeit circa 115 Übungen, die wir regelmäßig wiederholen, wir aktivieren, mobilisieren, kräftigen, machen Koordinations- und Gleichgewichtsübungen in unterschiedlichen Bewegungsgrößen und Intensitäten, das heißt es gibt eine

Einsteiger-, Fortgeschrittenen- und Profivariante. Somit kannst du wählen. Wichtig ist die Qualität der Ausführung. Es ist sinnvoller und es bringt dir auch mehr, wenn du die Übungen so genau und sauber wie möglich ausführst.

Also lieber einen Schritt zurück und erst dann steigern.

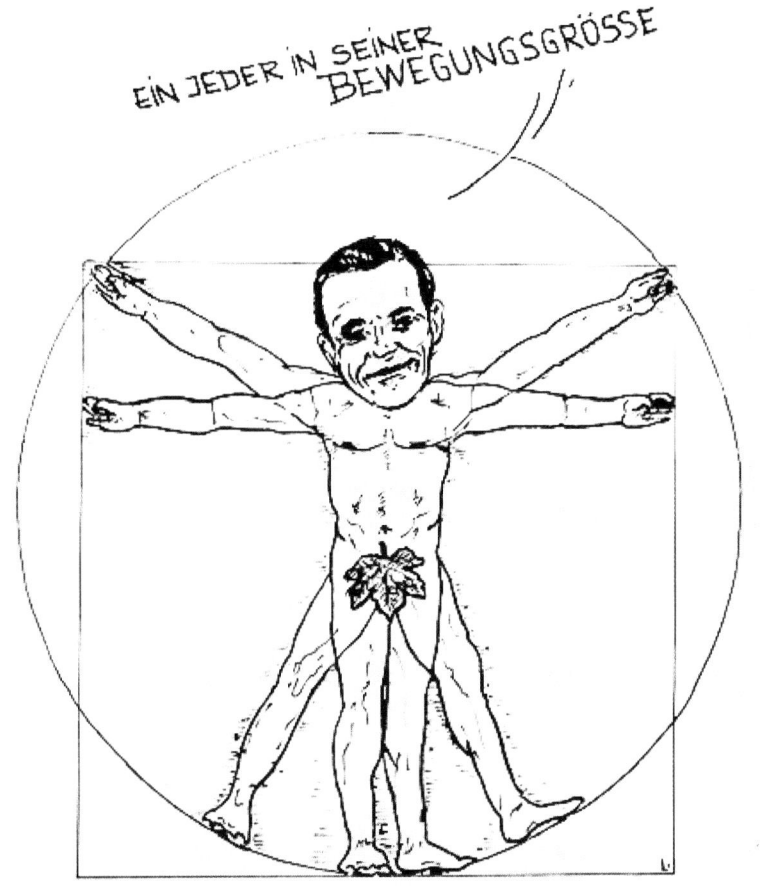

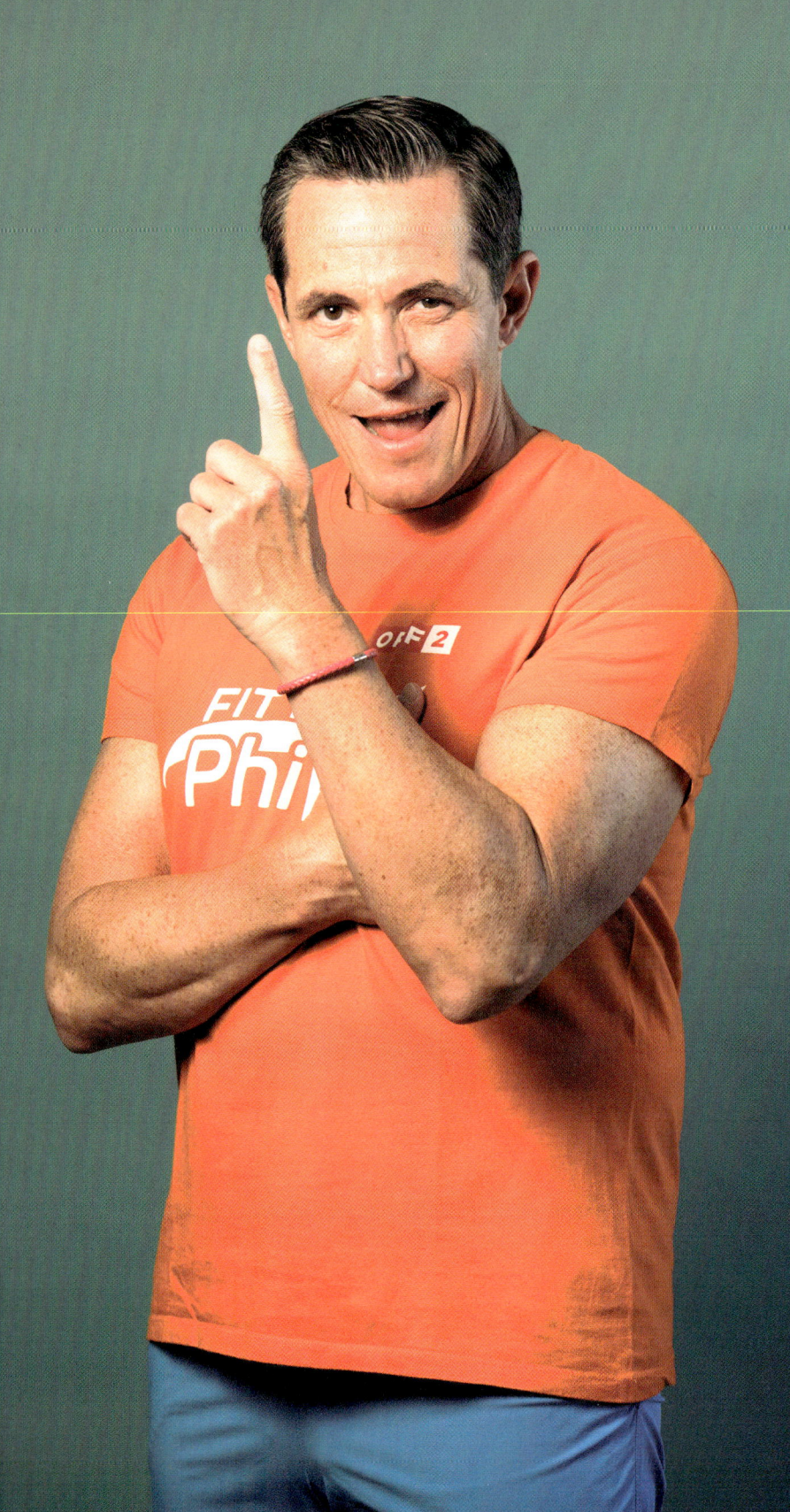

Koordination

Koordination ist ein Zusammenspiel aus all den Faktoren, die wir bisher besprochen haben, nur jetzt schalten wir auch unsere Zentrale, das Gehirn, dazu. Schon bei unseren jüngsten Mitturnern ist das ganz, ganz wichtig, denn was Hänschen nicht lernt, lernt Hans nimmer mehr. Auch in der Verletzungsprophylaxe spielt eine gute Koordination eine sehr zentrale und wichtige Rolle! Da es im Alltag immer wieder zu Situationen kommt, auf die wir nicht vorbereitet sind, sollten wir genau deshalb unsere koordinativen Fähigkeiten schulen.

HAND-FUSS-KOORDINATION

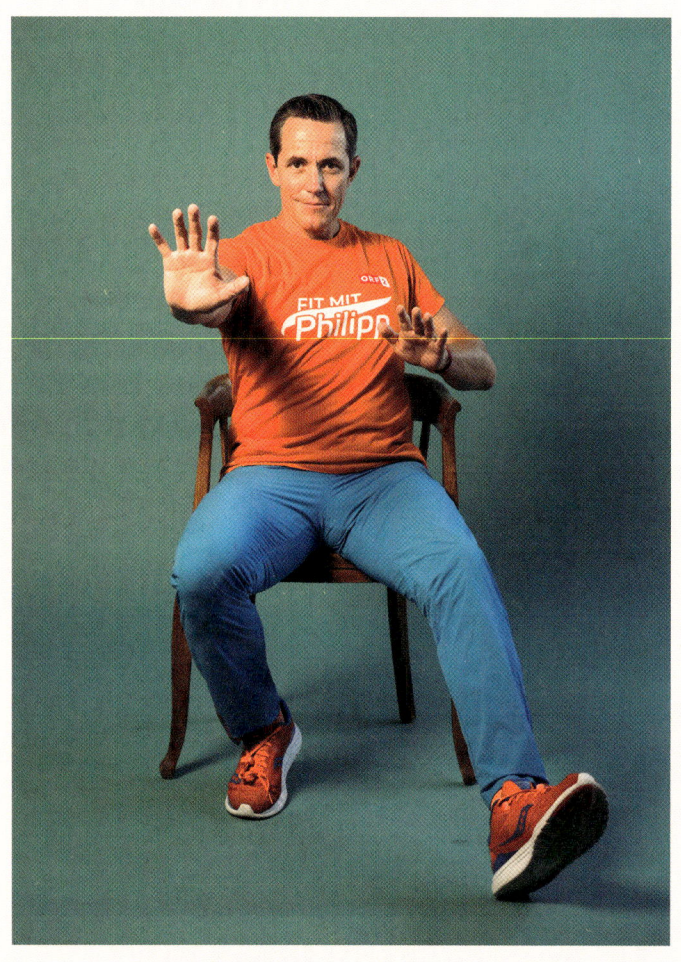

1. Wir nehmen eine aufrechte Sitzposition ein. Wir strecken das linke Bein nach vorne und setzen es mit der Ferse auf dem Boden auf. Währenddessen schieben wir diagonal dazu die rechte Handfläche nach vorne.

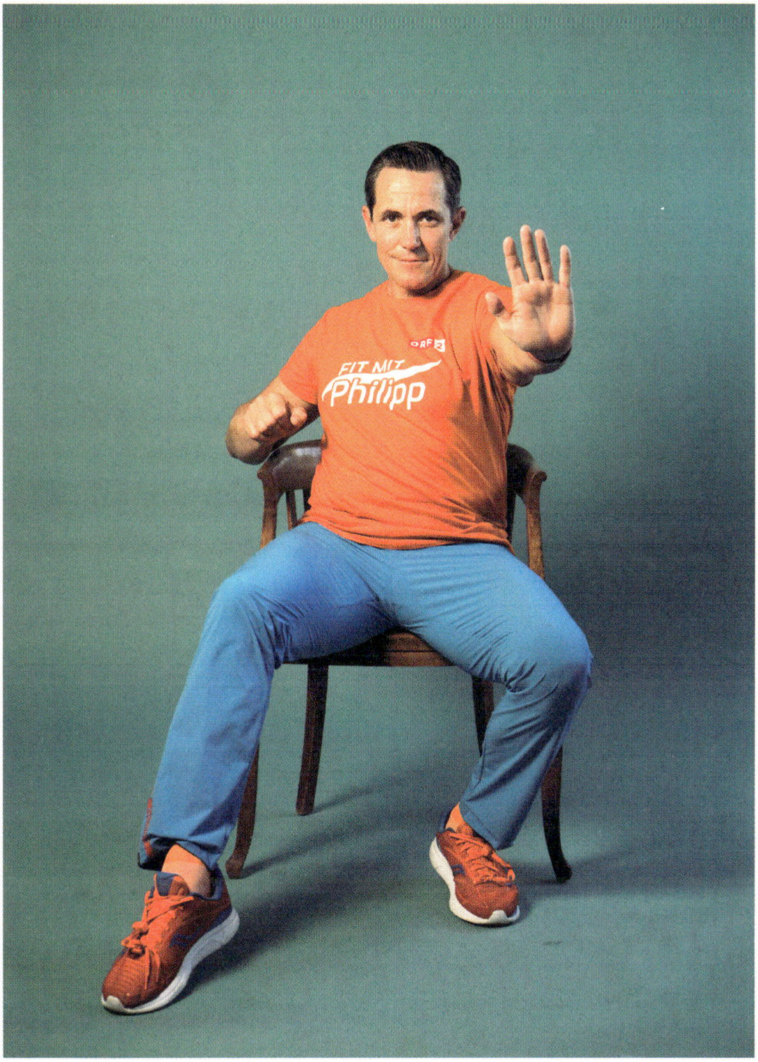

Koordination

2. Alternativ dazu einmal die rechte Fußspitze, einmal die linke Ferse aufsetzen. Die Abwechslung dient der Verbesserung der Koordination.

KNIE-ACHTER

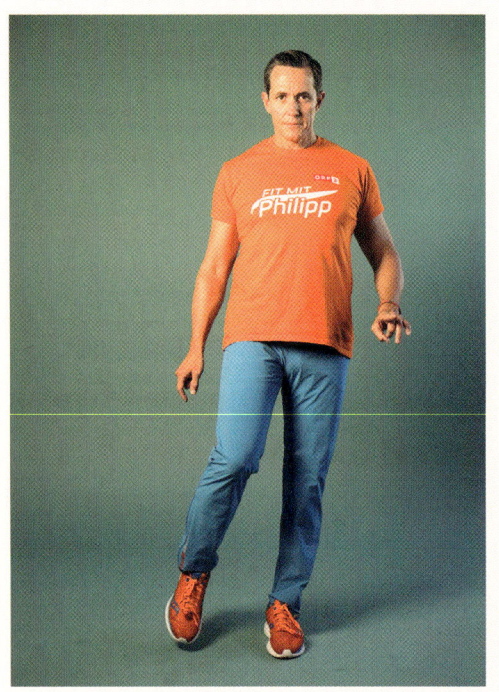 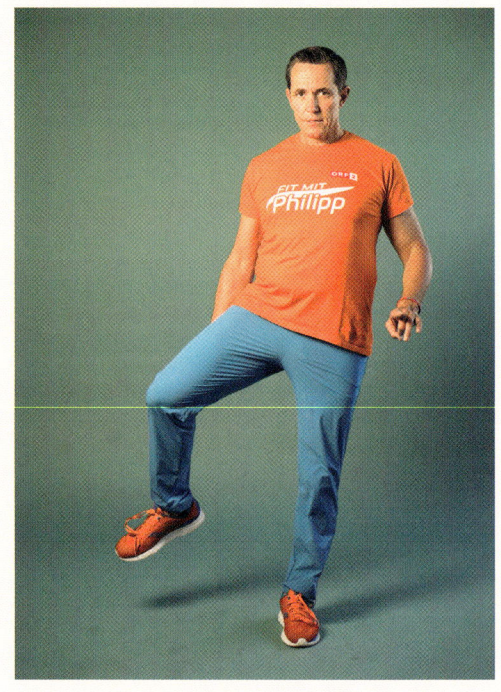

1. Der Knie 8er dient der Stabilisation und Mobilisation. Ein Bein wird zum Standbein, sprich wir verwurzeln es im Boden.

2. Mit dem anderen Bein versuchen wir nun, über das Knie einen liegenden Achter zu zeichnen.

Koordination

ARM 6

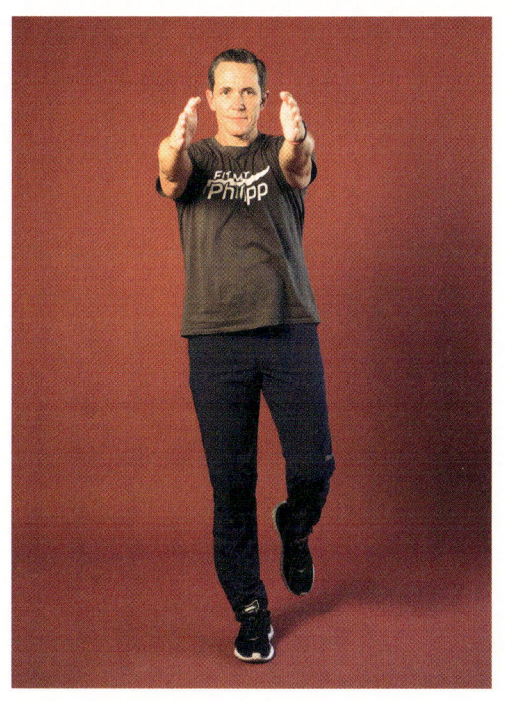 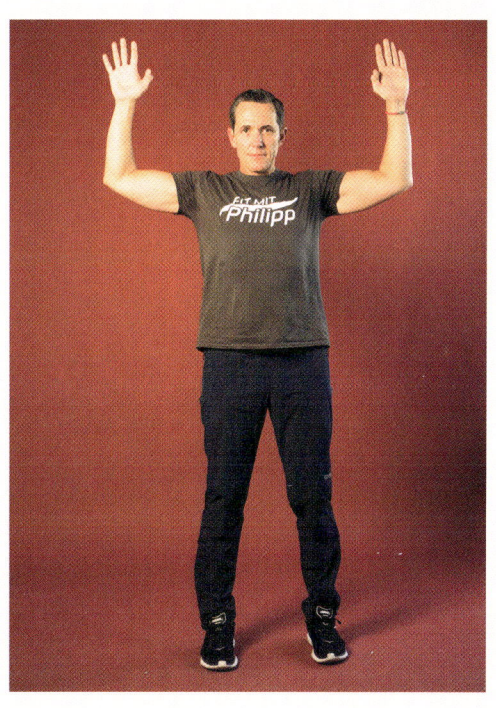

1. Diese Übung fördert die Kräftigung der Schulter und Armmuskulatur und ist als einbeinige Variante auch koordinativ fordernd. Wir platzieren uns im hüftschulterbreiten Stand. Dann strecken wir die Arme nach vorne, die Handflächen blicken zueinander.

2. Nun heben wir die Unterarme an und gehen in die »Hände hoch«-Position. Im letzten Schritt strecken wir die Arme nach oben, von dort gehen wir wieder Schritt für Schritt zurück. Fortgeschrittene können versuchen, diese Übung im Einbeinstand auszuführen.

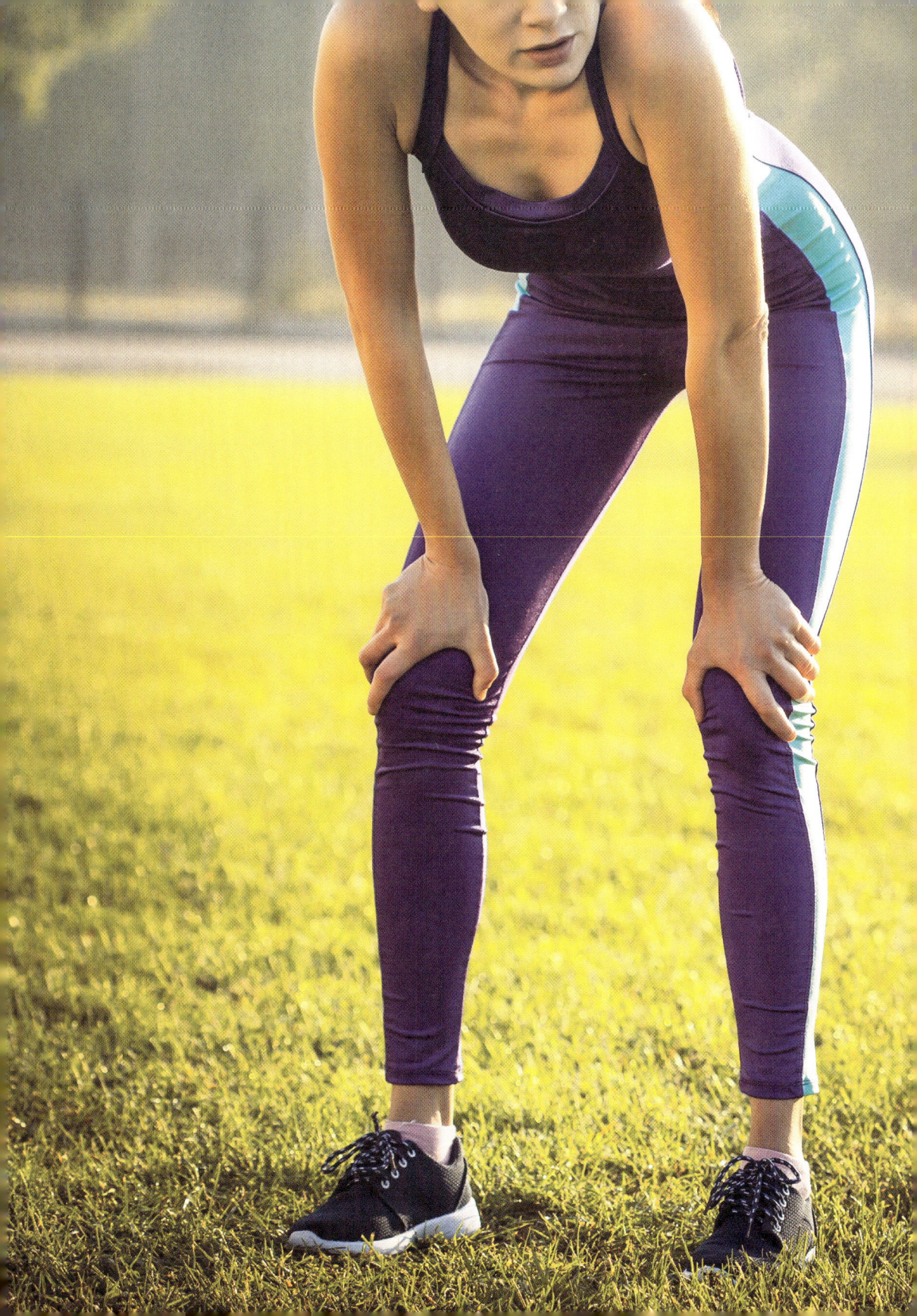

Niemand ist perfekt

Und das ist gut so

Es gibt ja ständig irgendwelche neuen Trends, Fitness-Apps und Online-Kurse. Die topgestylten Influencerinnen zeigen dir, wie's geht. Sie machen ihre Übungen vor, sehen dabei auch noch cool und sexy aus und machen auch nach der Workout-Einheit den Anschein, als kämen sie gerade frisch vom Stylisten. Wenn du dann versuchst, die Übungen nachzumachen, wird es wahrscheinlich für achtzig Prozent nicht nach Wunsch laufen.

Was wir jedoch brauchen, ist ein Erfolgserlebnis, und keine Enttäuschung. Denn wenn du merkst es geht nicht, du schaffst die Übungen nicht, verlierst du die Freude an der Bewegung.

Aber genau das brauchen wir, Spaß bei dem was wir tun und eine Verbesserung spüren, das motiviert!

Deshalb funktioniert *Fit mit Philipp*, denn jede und jeder, egal wie fit und wie alt, hat dieses so wichtige persönliche Erfolgserlebnis und das spornt an.

Also wenn du bis jetzt nicht dabei warst, wann legst du los?

AUCH ICH GERATE INS WANKEN

Du brauchst kein Online-Fitness-Programm, bei dem dir der Atem wegbleibt. Einfache Übungen, angepasst auf deine Bewegungsgröße, sind der Key. Die Oma hebt das Knie so gut sie kann an und steigt über das imaginäre Hindernis und das sportliche Enkerl macht die Übung schneller und intensiver. So haben beide was davon und können gemeinsam trainieren! Es gibt auch immer wieder die Möglichkeit, den Schwierigkeitsgrad der Übungen zu erhöhen, zum Beispiel bei den Gleichgewichtsübungen. Nimm die Matte doppelt, oder dreifach, nur steigere dich Schritt für Schritt. Und wenn du ins Wanken kommst ist alles okay, dann trainier weiter und setz ein Lächeln auf. Niemand ist perfekt, nicht jeder Tag ist gleich, manchmal gibts bessere, manchmal schlechtere Tage. Auch ich wackle immer wieder. Das gehört dazu. Viele Menschen haben oftmals ihre Problemchen mit dem Gleichgewicht und das wiederum kann zu Hoppalas und Verletzungen führen.

Genau deshalb üben wir immer und immer wieder, um dem vorzubeugen.

Wir selbst haben es in der Hand und es geht nicht ums Perfektsein, sondern darum, aktiv etwas für unsere Gesundheit zu tun.

AUCH ICH HABE MEINE PROBLEMZONEN

Ob du's glaubst oder nicht, aber auch ich habe meine Problemzonen. Von den fünf Kilogramm die ich vor Corona abgenommen habe, sind danach wieder recht schnell 2,5 draufgekommen. Ich konnte nicht gleich genauso trainieren wie zuvor, weil ich sehr ausgelaugt war, hab mehr gegessen, weils mir geschmeckt hat und so stiegen die Kilos erneut. Lass dich von den Fitness-Stars und Sport-Fanatikern im Internet nicht einschüchtern. Mach nicht jedes Hardcore-Workout mit, sondern versuch dein eigenes Tempo, deinen eigenen Rhythmus zu finden, ohne dich dabei völlig zu verausgaben. Vergiss nicht, dass niemand perfekt ist. Denk an mich, wie ich das Gleichgewicht verliere und trotzdem weitermache. Es ist nichts dabei, auch mal ins Straucheln zu geraten, solang du dann wieder aufstehst und weitermachst.

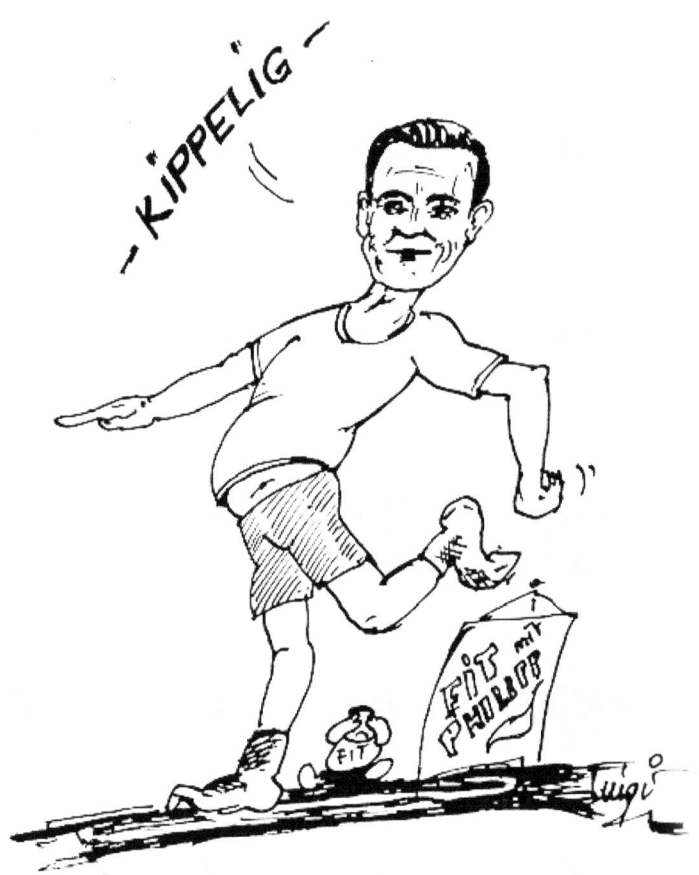

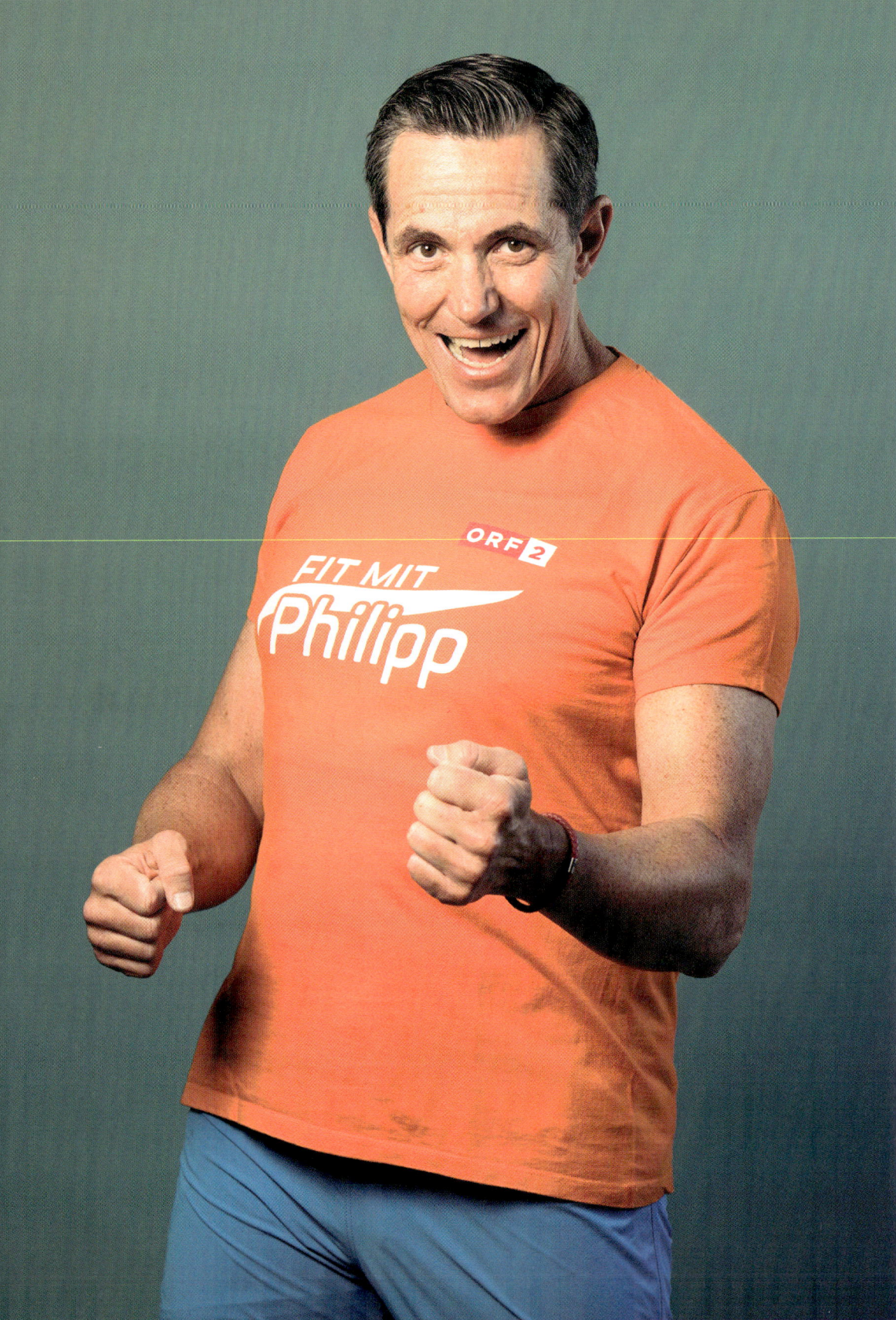

Dehnen und Entspannen

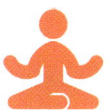

Das Dehnen und Entspannen ist der angenehme Teil der Sendung, jedoch genau so wichtig wie die Warm-up-Phase und sollte demnach nicht zu kurz kommen. Ziel ist es, den Körper nach der Belastung wieder in einen ausgeglichenen und entspannten Zustand zu bringen.

HALSWIRBELSÄULE DEHNEN

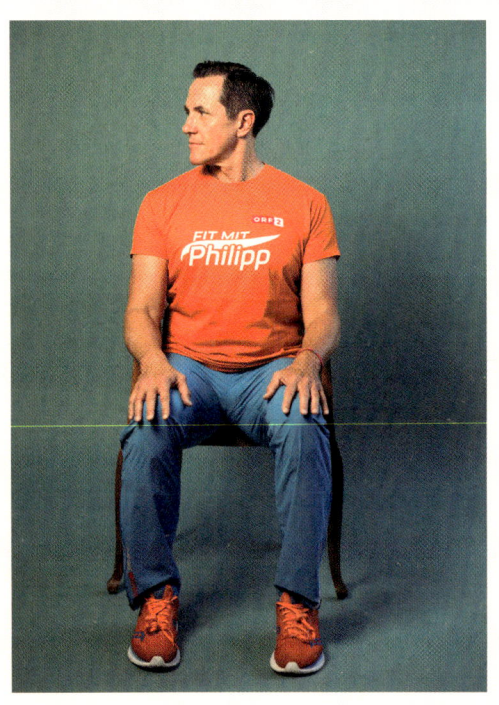 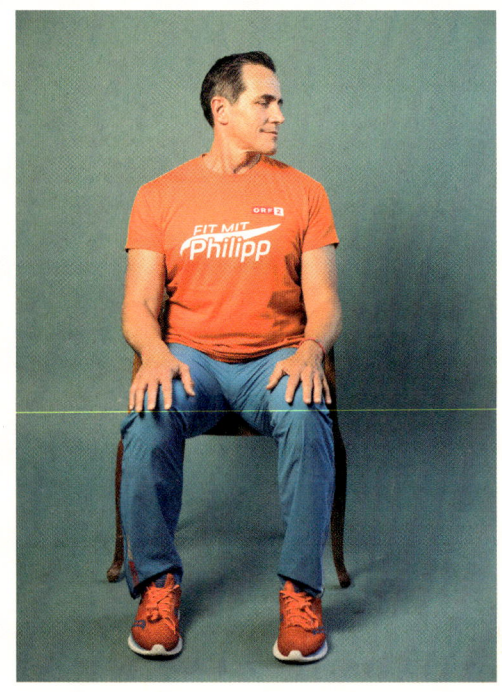

1. Wir nehmen eine aufrechte Sitzposition ein, der Nabel zieht Richtung Wirbelsäule. Wir bewegen den Kopf langsam zur rechten Schulter und halten diese Position 3-5 Atemzüge lang.

2. Dann kehren wir zur Mitte zurück und bewegen den Kopf anschließend in die andere Richtung.

Entspannung

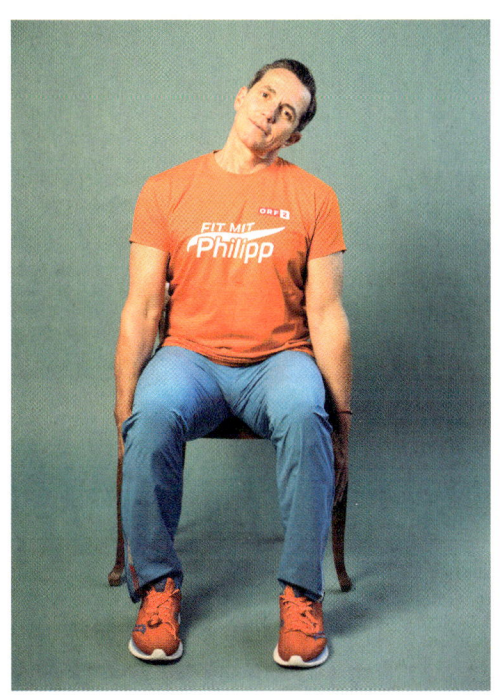 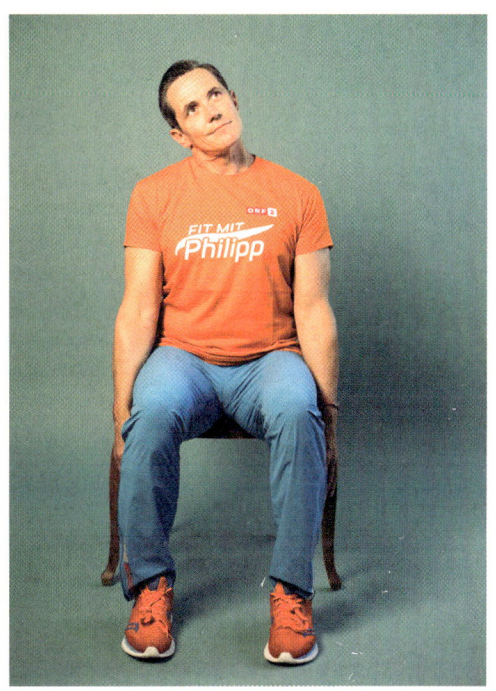

1. Danach neigen wir den Kopf einmal zur linken Seite, halten die Postion 3-5 Atemzüge lang.

2. Zum Schluss kommen wir wieder zur Mitte zurück und bewegen uns in die andere Richtung, in diesem Fall nach rechts.

DEHNEN
Brust-, Arm-, Schulterbereich

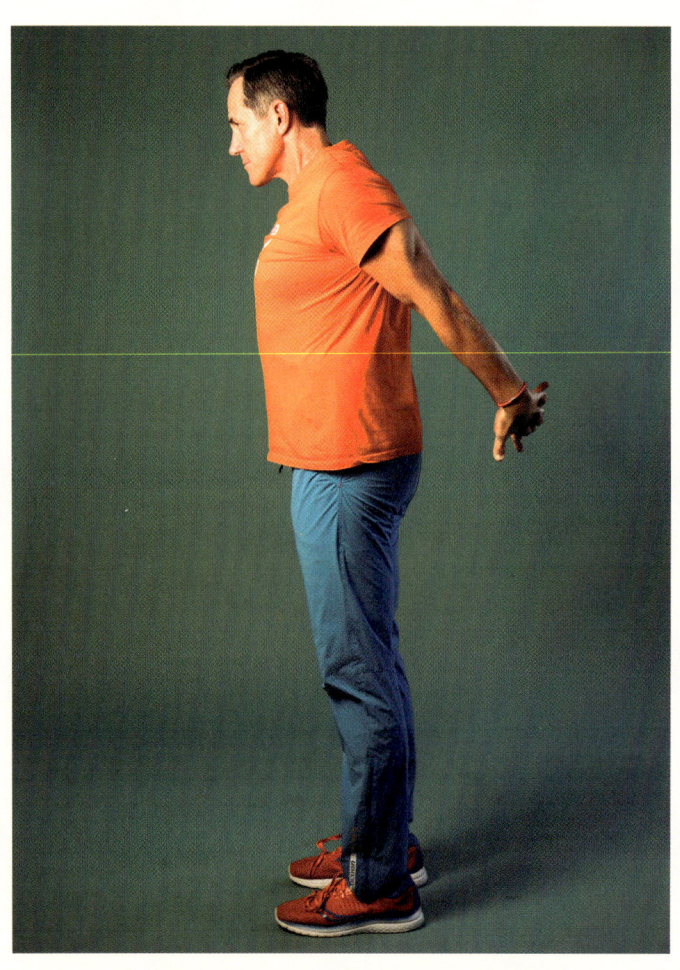

1. Wir platzieren unsere Arme hinter unserem Körper, sodass die Finger etwa auf Gesäßhöhe ineinandergreifen. Nun strecken wir unsere Arme nach hinten und versuchen, diese sanft nach oben zu ziehen.

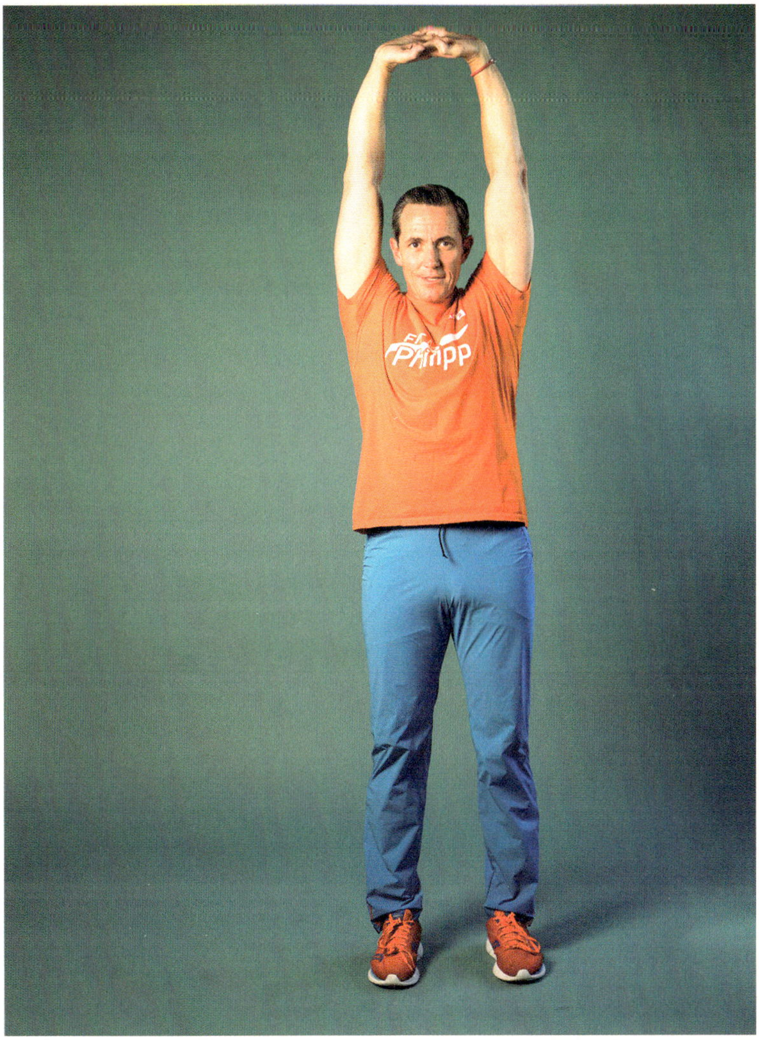

Entspannung

2. Danach lösen wir unsere Finger und strecken die Arme über unseren Kopf hinweg aus. Wir greifen erneut mit den Fingern ineinander und ziehen nach oben. Wir versuchen diese Position 3- 5 Atemzüge lang zu halten.

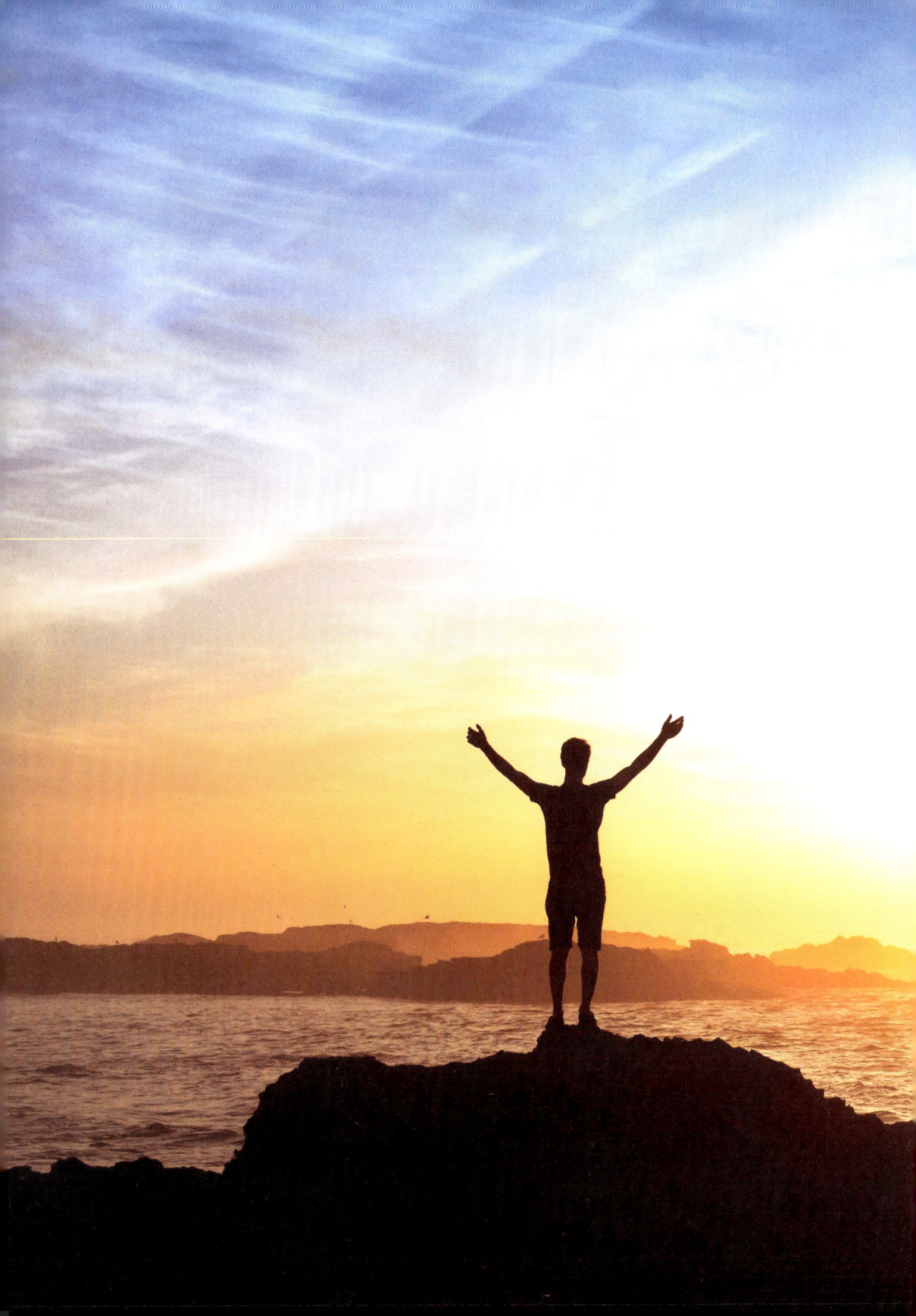

Lade deine Akkus auf

Nach jedem Regen kommt auch wieder die Sonne

Wir alle sind Tag für Tag gefordert, in der Arbeit, zu Hause, im Privatleben, alles soll immer schneller passieren. Das kostet Energie, nur mit leeren Akkus wird das nicht funktionieren.

Deshalb ist es wichtig, diese aufzuladen. Nimm dir deine »Ich-Zeit«, trag dir einen Termin mit dir im Kalender ein.

Egal wann, Hauptsache du nimmst dir die Zeit, um Kraft zu tanken. Nur dann kannst du auch wieder alles geben. Zufälligerweise ist Bewegung ein gutes und optimales Mittel, um wieder an neue Kraft zu gelangen, wie unsere täglichen 17 Minuten oder Spazierengehen, das Handy zu Hause lassen, in die Natur hineinhören, genießen, runterkommen.

Es wird dir gut tun und darum geht es, um dein Wohlbefinden, körperlich und psychisch.

ZURÜCK ZUM URSPRUNG

Es klingt zwar abgedroschen, aber geh in den Wald! Geh in die Natur. Spür das Leben da draußen. Atme durch, sauge diese positive Energie auf, lausche dem Zwitschern der Vögel, den Bäumen, die sich im Wind wiegen, genieße die Ruhe und werde eins mit der Natur. Ich habe bei uns im Wald meinen Baum, wenn ich bei ihm vorbeigehe, dann umarme ich ihn und bedanke mich. Jetzt werden einige sagen, na, is er am Esoterik-Trip? Nur mir tuts gut und auch meine Schnuckimaus Manuela, die am Anfang skeptisch war, hat heute ihren Baum. Bitte, wir sind jetzt nicht jeden Tag im Wald Bäume umarmen, aber ab und zu brauch ich das. Probiert es selbst einmal.

ES GIBT DEN REGEN, ABER ES GIBT AUCH DIE SONNE

Ich bin der Meinung, für alles Negative gibt es auch etwas Positives. Dieses Ying-Yang-Prinzip, es gleicht sich alles irgendwie wieder aus. Das ist mein Lebensmotto und so ist es auch in der Natur. Für jede Krankheit gibt es ein heilendes Kraut, nach jedem Regenfall kommt auch wieder die Sonne. Vergiss das nicht, auch wenn du gerade keine Kraft hast, alles schiefgeht und dir das Leben so richtig in den Allerwertesten tritt, die Sonne wird wieder hervorschauen. Manchmal lässt sie sich halt ein bisserl Zeit, aber sie wird kommen. Die Natur beweist es. Geh also nächstes Mal vielleicht in den Wald anstatt in die Innenstadt, geh aufn Hausberg aufi statt ins Stammwirtshaus, fahr mit deinen Kindern an einen See statt ins Freibad. Es gibt so viele Möglichkeiten, Bewegung und Natur in den Alltag einzubauen, nimm sie wahr und profitiere davon!

C-DEHNEN

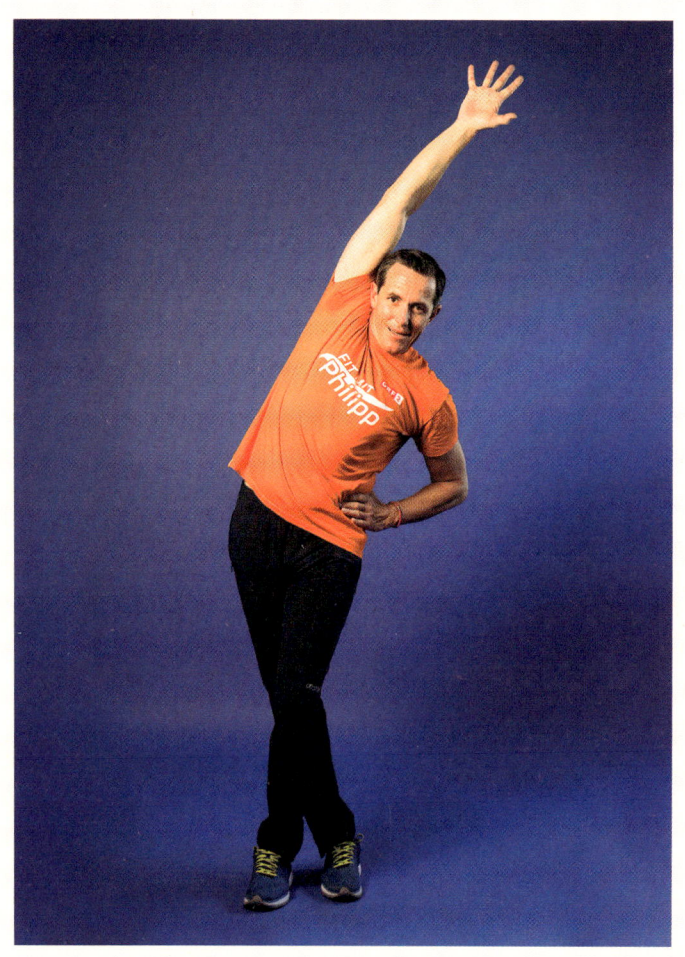

1. Mit dieser Übung erzielen wir die Dehnung der kompletten Seite von der Bein- bis zur Rumpfmuskulatur. Wir stellen ein Bein hinter das andere, hier zum Beispiel das rechte hinter das linke.

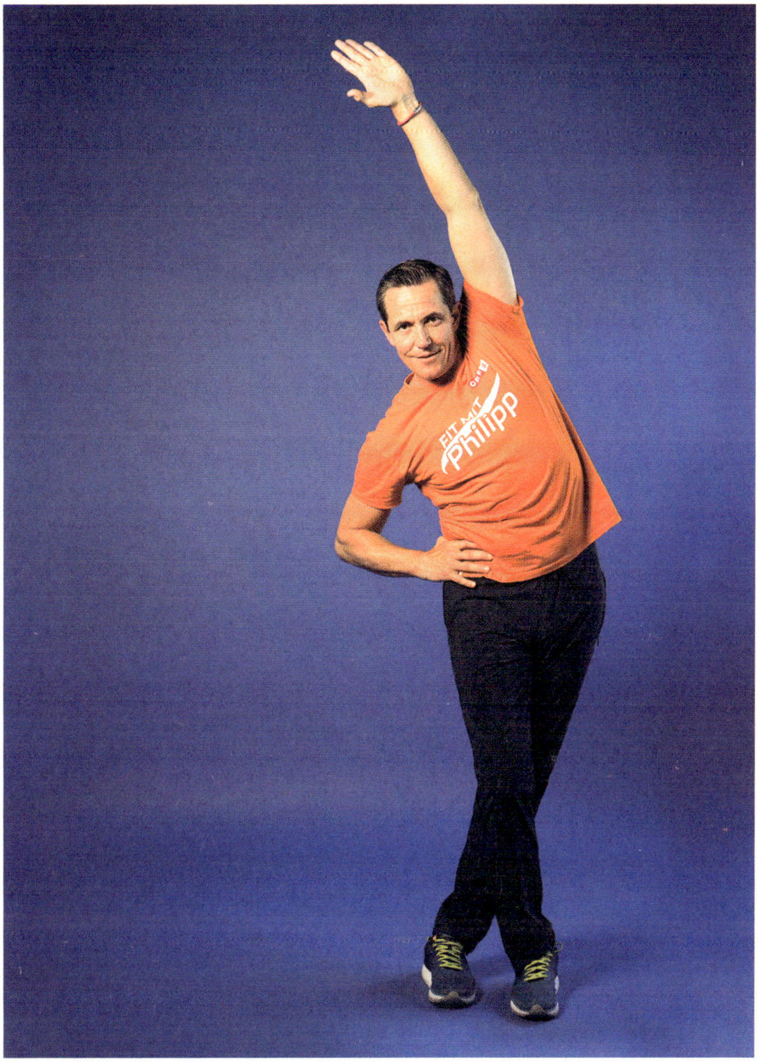

Entspannung

2. Die linke Hand stützen wir in der Hüfte ab, die rechte Hand zieht seitlich nach oben. Daraus ergibt sich die namensgebende C-Position. Wir halten die Position 3-5 Atemzüge lang, dann wechseln wir das Bein.

KNIE NACH OBEN ZIEHEN

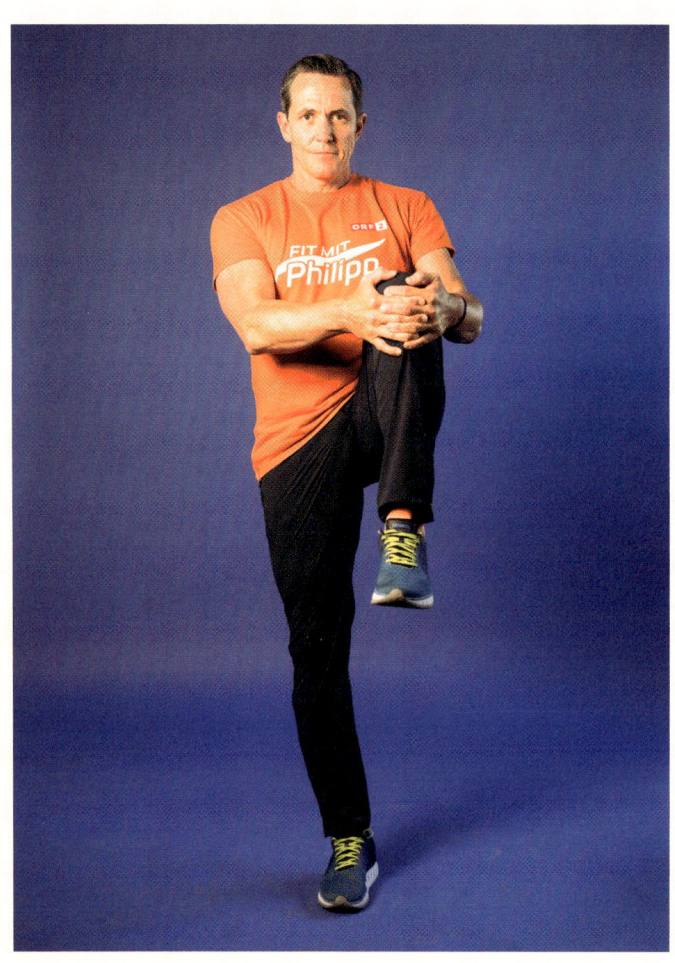

1. Unser Standbein wie immer gut verwurzeln. Einsteiger können sich, wenn sie sich unsicher fühlen, auch an der Wand anlehnen. Dann heben wir unser Knie an, umfassen dieses mit beiden Händen und ziehen es nach oben. Damit dehnen wir den unteren Rücken, das Gesäß und den hinteren Oberschenkel. Wir senken das Knie und wechseln das Bein.

Nicht vergessen:

Generell die Übungen immer nur so gut es geht machen, sollte es Beschwerden oder Schmerzen geben, solltest du das umgehend mit deinem Arzt oder Therapeuten abklären.

Alle Übungen selbst bestimmen: Nur du entscheidest, welche und wieviele Übungen du durchführen möchtest. Auch die Entscheidung über Dauer und Schwierigkeitsgrad der Übung liegt bei dir.

Immer langsam anfangen und nach und nach steigern.

Verwurzle dich! Vergiss nie auf deinen festen Stand, nur so kannst du genügend Stabilität aufbringen, um auch die wackeligeren Übungen zu meistern.

Nabel zieht zur Wirbelsäule. Nicht ohne Grund weise ich dich bei vielen Übungen darauf hin. Ziehst du deinen Bauchnabel Richtung Wirbelsäule, kannst du Kraft aus der Körpermitte schöpfen und ein Hohlkreuz vermeiden.

Trinken, Trinken, Trinken!

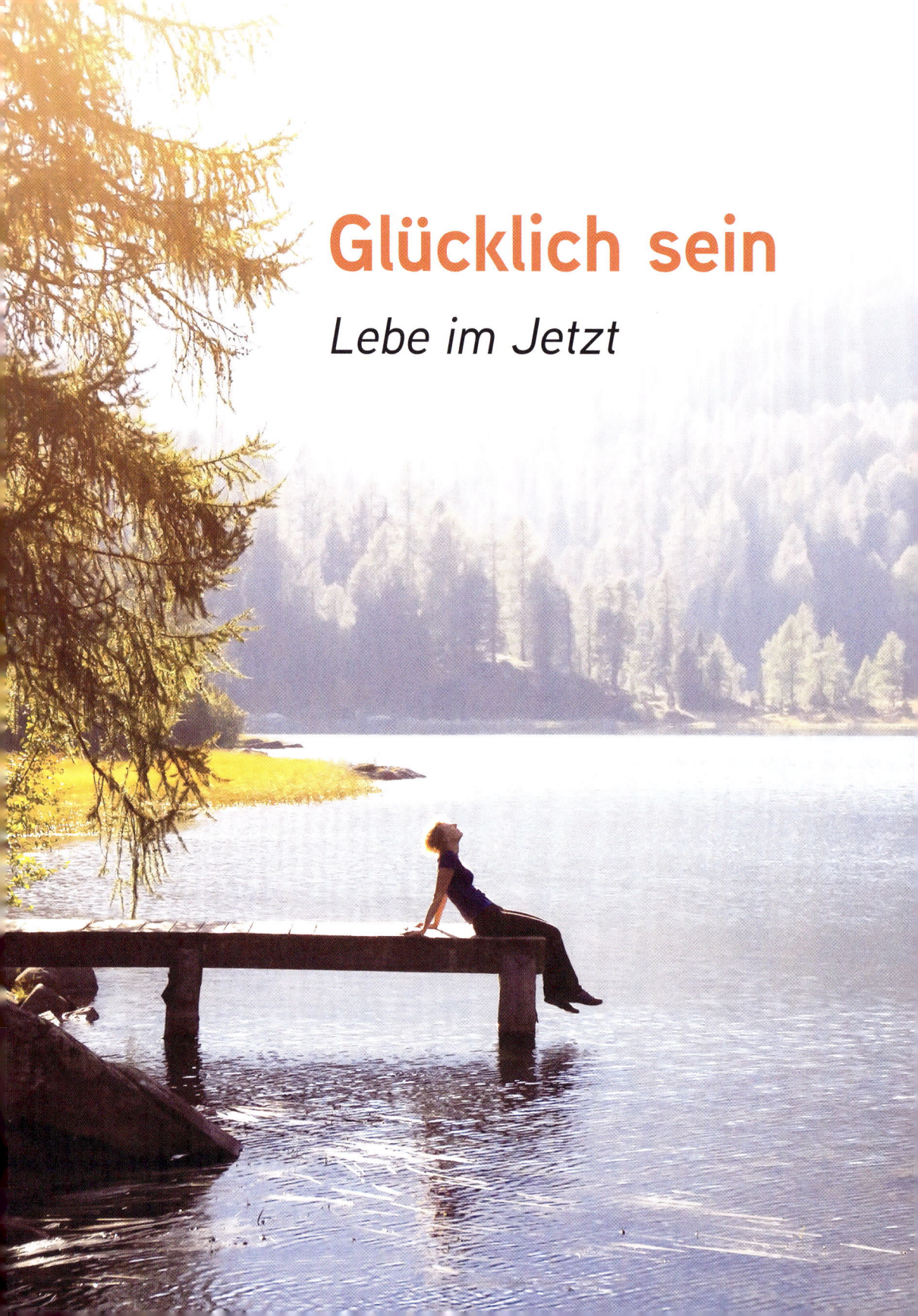

Glücklich sein

Lebe im Jetzt

Wie viele Menschen glaubst du sind glücklich? Wirklich glücklich? Ich bin mir sicher, es sind leider viel weniger, als du denkst. Es fängt ja oft schon in der Jugend an. »Was möchtest du einmal werden?«, oder »wirst du eh brav Jus studieren, so wie der Papa?«, sind die Einflüsse, denen wir bereits mit 15 Jahren, oder noch jünger, ausgesetzt sind. Ich bezweifle ja, dass die Teenies schon mit 14, 15 Jahren wissen, was sie einmal im Leben glücklich machen wird. Ich bezweifle außerdem, dass die Eltern, die einem ja oft diese so schwere Entscheidung abnehmen wollen, wissen, was für den jungen Sprössling am besten ist.

Wenn mich jemand fragt, was ich gelernt habe, dann sage ich, ich hab die Schule des Lebens studiert.

Als ich meine Romy gewann, waren viele Menschen in meinem Umfeld sehr überrascht. Immer wieder wurde ich für meine Träume belächelt. Ein guter Freund hat mich erst kürzlich erinnert: »Vor sechs Jahren hast du noch Matratzen verkauft.« Was ich in meinem Leben nicht schon alles gemacht habe, um da zu landen, wo ich jetzt bin. Ich war Zeitsoldat, Postler, bin am Fließband gestanden, war Kellner, hab Motorräder, Autos, Versicherungen und Matratzen verkauft. Hab plakatiert, Baustellen geleitet und in Fitnessstudios gearbeitet. All das sind Erfahrungen, die ich nicht missen möchte. Ich war mir für nix zu schade, Hauptsache ich hab mir mein Geld ehrlich verdient und

Zeit für den Sport gehabt, denn darum ging es mir eigentlich letztendlich.

SEI EIN ÜBERLEBENSKÜNSTLER!

Egal ob beim Babywannen produzieren, beim Radio, oder hinter der Bar. Ich war immer ein Überlebenskünstler der besonderen Art. »Life is a Disco!« war mein Motto, Sport, Musik und Moderation meine Leidenschaft, aber irgendwo muss das Geld her. Deswegen will ich niemanden verteufeln, der einen ehrlichen Beruf ausübt, um zu überleben, denn wir alle sind in einem Radl gefangen. Jeder in einer anderen Ausführung, in einer anderen Größe, aber in irgendeinem Radl sind wir alle drin. Das große Ziel vieler Bekannten in meinem Alter ist die Pension. Bis dahin arbeiten wir uns zu Tode, damit wir dann mit Mitte sechzig, wenn uns das überhaupt noch möglich ist, ein bisserl was von der Welt sehen können, oder uns endlich dem Schrebergarten widmen dürfen. Ziele sind gut, aber dieses is' für mich unpackbar, denn du sollst im Jetzt leben! Keiner weiß, was morgen ist! Natürlich klappt das nicht immer, aber im Leben muss man Risiken eingehen, den Schweinehund überwinden, Ziele und Träume visualisieren und nicht alles auf die Pension aufschieben. Geld und Erfolg sind nicht alles.

Ich kenne einige Menschen mit sehr viel Geld, die unglücklich sind. Die sich so gut wie alles leisten können und doch

Existenzängste haben, obwohl sie das Geld wie der Dagobert Duck herumschaufeln. Geld erleichtert zwar vieles, glücklich macht es allein allerdings nicht.

LASS DICH NICHT AUS DER RUHE BRINGEN

Zum Glücklichsein gehört eine gewisse Ausgeglichenheit. Nimm dir wie schon gesagt die »Ich-Zeit« für die regelmäßige Bewegung. Lass dich nicht zu schnell aus der Ruhe bringen und bleib cool. Umgib dich mit Menschen, die dir gut tun und meide Energieräuber! Bleib du, verstell dich nicht, sei authentisch. Die Menschen spüren, wenn du ihnen was vorspielst, das geht eine Zeit lang gut, nur irgendwann platzt die Blase. Behandle Menschen mit Respekt, Anstand und Wertschätzung. Bleib am Boden und vergiss nie deine Wurzeln, woher du kommst. Damit kannst du zu einem glücklicheren Menschen und zum Motivator für andere werden.

Und vergiss nicht: Trinken, trinken, trinken, weil die Zelle muss schwimmen!

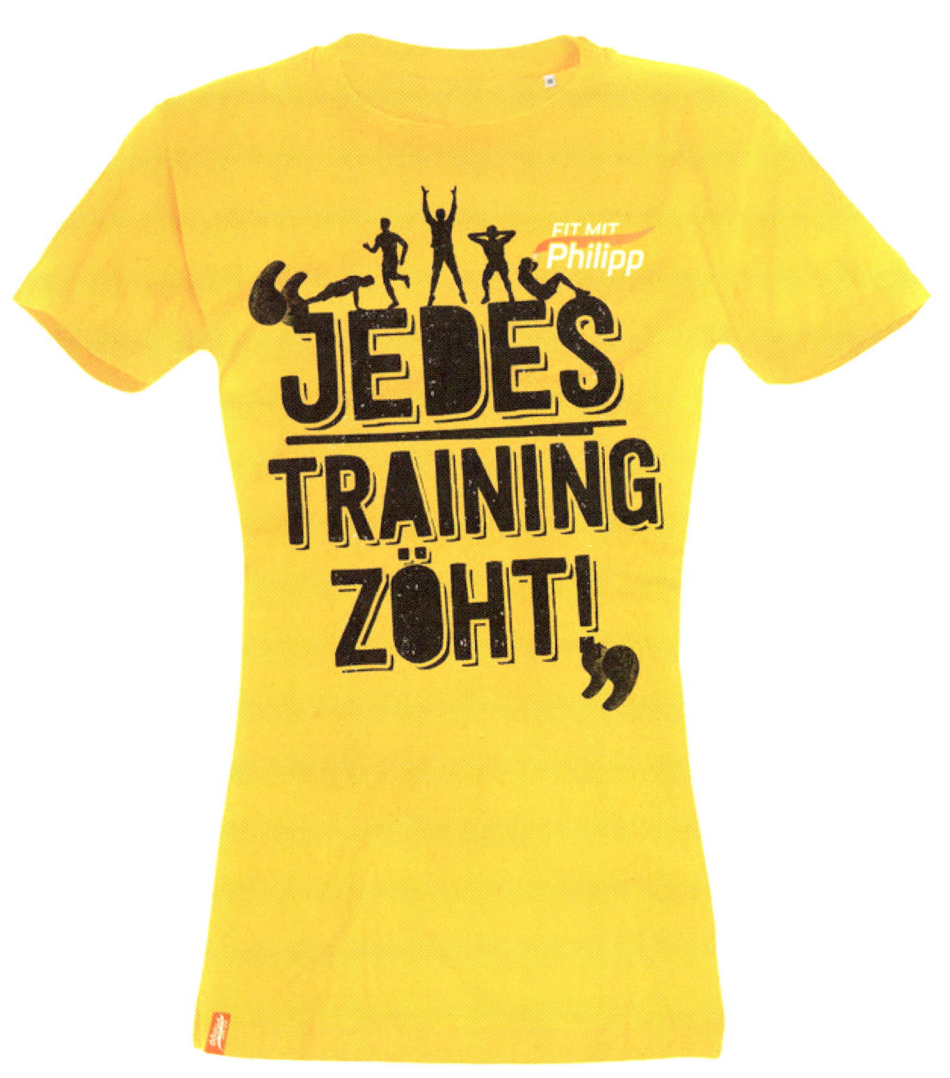

Check dir deine *Fit mit Philipp*-Klamotten!
Eine große Auswahl an T-Shirts und Fanartikeln findest du in meinem Onlineshop:

www.fit-mit-philipp.at/shop